U0324338

国际旅行健康系列丛书

出国人员旅行防病手册

肖利力　主编

SH 中国言实出版社

图书在版编目（CIP）数据

出国人员旅行防病手册 / 肖利力主编 . -- 北京 : 中国言实出版社 , 2020.12

（国际旅行健康系列丛书）

ISBN 978-7-5171-3683-5

Ⅰ . ①出… Ⅱ . ①肖… Ⅲ . ①旅游保健—世界 Ⅳ . ① R128

中国版本图书馆 CIP 数据核字（2021）第 012740 号

出 版 人　王昕朋
责任编辑　赵　歌
责任校对　张　朕

出版发行　中国言实出版社
地　址：北京市朝阳区北苑路 180 号加利大厦 5 号楼 105 室
邮　编：100101
编辑部：北京市海淀区花园路 6 号院 B 座 6 层
邮　编：100088
电　话：64924853（总编室）　64924716（发行部）
网　址：www.zgyscbs.cn
E-mail：zgyscbs@263.net

经　销　新华书店
印　刷　北京温林源印刷有限公司
版　次　2021 年 3 月第 1 版　2021 年 3 月第 1 次印刷
规　格　787 毫米 ×1092 毫米　1/32　4.875 印张
字　数　70 千字
定　价　25.00 元　ISBN 978-7-5171-3683-5

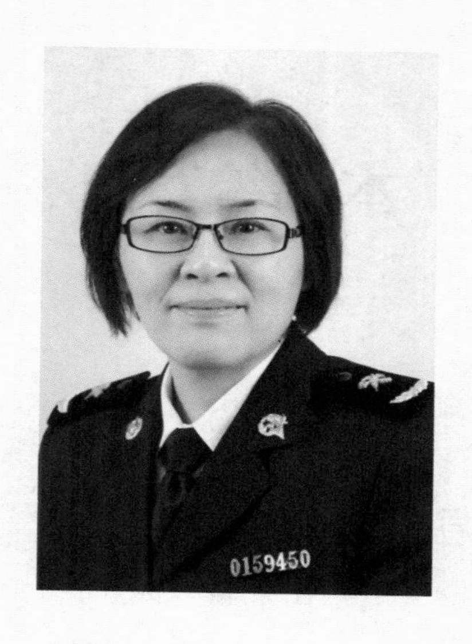

肖利力，主任医师，长期从事出入境卫生检疫管理、科研等工作，现任海关总署（北京）国际旅行卫生保健中心主任。主持参与多项省部级科研项目并获得科研成果奖项；制定多项行业标准；获得国家发明专利数项；核心期刊发表论文数篇。

全国认证认可标准化技术委员会委员；全国卫生检疫标准化技术委员会委员；《中国国境卫生检疫杂志》编委。

本书编写组

主　　编： 肖利力

编写成员：（按姓氏笔画为序）

田　睿　朱小燕

吕欣阳　孙忆萱

肖利力　李　琼

胡　婷

前 言

在“天涯若比邻”的今天，随着全球经济一体化的不断发展，国际交往的日益频繁，我国出国人员不断增多。出国人员中，既有旅游者、商务人员、劳务人员，也有留学人员、外交人员、维和部队等。伴随人员大量、快速流动，疾病的传播风险也必然增加。

必须指出，在异国他乡，尤其是热带或亚热带地区，存在一些重要的感染性疾病。这些疾病分布广泛，发病率高，危害严重。但我国广大出国人员对此还很陌生，即使是医务工作者也可能对此不尽了解。就出国人员而言，能对这些疾病有初步的、概略的认知，不仅有利于疾病防控，更是个人客观之需。

海关总署（北京）国际旅行卫生保健中心（以下简称保健中心）是国境卫生检

疫执法技术支撑机构，同时也是为广大出国人员提供卫生保健服务的医疗机构。保健中心通过传染病监测及风险评估、流行病学调查、医学检查、实验室检测、国际旅行健康宣教、进出境预防接种等，帮助出国人员远离疾病保持健康，遏制黄热病、霍乱、新冠肺炎、鼠疫、疟疾、流感、结核等传染病通过旅行在全球传播的趋势，降低传染病在国际间传播的公共卫生风险。

预防是最经济最有效的健康策略。习近平总书记指出，要坚决贯彻预防为主的卫生与健康工作方针，坚持常备不懈，将预防关口前移，避免小病酿成大疫。作为专业性国际旅行健康医疗机构，保健中心践行人民健康至上的理念，积极向大众传播旅行相关疾病防控知识，责无旁贷。本书编写组成员长期从事口岸传染病防控和出国人员旅行健康服务工作，主持参与多项省部级科研项目并获得科研成果奖项，有较高的理论水平和丰富的实践经验，其中多人具有高级职称。编者在总结多年传染病防控工作经验的基础上，精心编写了本书。目的在于帮助广大出国人员提升健康素养，主动预防疾病，从而为保障国家“一带一路”建设实施，实现“健康中国2030规划”目标，构建人类卫生健康共同体作出贡献。

编写该书在国内尚属首次，不妥和疏漏之处敬请指正，以便今后修改完善。

致　谢

特别感谢北京热带医学研究所原所长甘绍伯同志（享受国务院政府特殊津贴专家）为本书出版给予的指导和帮助！

目录

第一章 基本概念

002 一、病原生物
002 二、感染性疾病和感染方式
002 三、潜伏期和临床表现
003 四、热带病
003 五、国境卫生检疫与检疫传染病概念

第二章 旅行相关感染性疾病

006 一、病毒性疾病
031 二、寄生虫性疾病
058 三、其他疾病

第三章 关于疫苗

072 一、概述
077 二、可预防感染性疾病的疫苗

第四章 出国人员个人健康防护建议

116 一、出国前
117 二、在国外
125 三、回国后

126 附录 1：有黄热病传播风险的国家和有黄热病疫苗接种要求的国家

139 附录 2：全国海关国际旅行卫生保健中心联系信息

CHAPTER 1

第一章

基本概念

一、病原生物

凡是能引起人类患病的生物体总称为病原生物。在基础医学里，病原生物分为两大类：病原微生物和寄生虫。

病原微生物包括：病毒、衣原体、支原体、立克次体、巴通体、细菌、螺旋体、真菌。

寄生虫包括：线虫、吸虫、绦虫。

二、感染性疾病和感染方式

1. 感染性疾病：是由病原生物所致的疾病，临床上统称为感染性疾病（有时又称为传染性疾病），可以由动物传给人，也可以在人群中相互传播。

2. 感染方式：人群患传染病的途径称为感染方式。一些传染病通过飞沫传播，如：新冠肺炎、流行性感冒；一些传染病通过媒介昆虫传播，如：疟疾、登革热；一些传染病通过饮食、饮水传播，如：霍乱、伤寒；一些传染病通过血液及性接触传播，如：艾滋病。

三、潜伏期和临床表现

1. 潜伏期：从病原体侵入人体到人体出现临床症状的时间称为潜伏期。例如新冠肺炎的潜伏期一般为 3 ～ 14 天。

2. 临床表现：是指症状和体征。症状是病人自身的不适感觉，例如：发烧、头痛、呕吐、腹泻等；体征是医生检查病人时发现的异常情况，例如：皮疹、淋巴结肿大、肝脾肿大等。

四、热带病

狭义的热带病是指发生在热带（或亚热带）地区常见、多发的寄生虫病和病毒性传染病等。本书中介绍的热带病包括世界卫生组织规定的 8 种最重要、最常见的热带病：疟疾、血吸虫病、丝虫病、黑热病、锥虫病、麻风病、结核病和登革热，以及热带地区特有的疾病：黄热病、埃博拉出血热等。这些疾病分布地域广，患病人数多，危害程度重，我们必须引起足够的重视。

五、国境卫生检疫与检疫传染病概念

1. 国境卫生检疫：是指为了防止传染病由境外传入或者由境内传出，预防和控制公共卫生风险，保护人民健康，维护公共卫生安全，由海关在我国国际通航的港口、机场以及陆地边境和国界江河的口岸，实施的检疫查验、传染病监测、卫生监督和突发公共卫生事件应急处置等活动。

2. 检疫传染病：国境卫生检疫所涉及的传染病包括检疫传染病和需要在国境口岸采取紧急措施的传染病。

检疫传染病目录由国务院卫生健康主管部门会同海关总署确定并公布。对于境外或者境内新发传染病、不明原因传染病、不明原因聚集性疾病，海关可在国境口岸采取紧急措施。目前检疫传染病包括鼠疫、霍乱、黄热病、埃博拉出血热、新型冠状病毒肺炎。

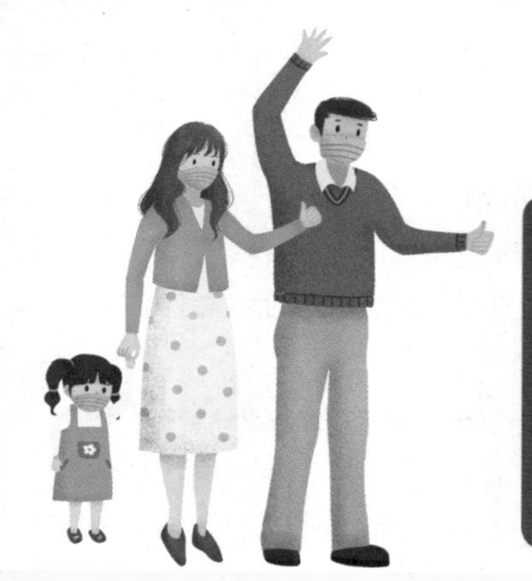

CHAPTER 2

第二章

旅行相关感染性疾病

一、病毒性疾病

（一）概述

1. 主要发生在热带地区的病毒性传染病有哪些？

主要发生在热带地区的病毒性传染病有埃博拉病毒病、黄热病、拉沙热、裂谷热、马尔堡出血热、西尼罗热、寨卡病毒病等。

2. 热带病毒性传染病有哪些共同之处？

（1）非洲是唯一或主要的发病地区。

（2）多数疾病病情较重，传染性较强，病死率较高。

（3）诊断依据：

①流行病学史，正在或曾经在疫区生活、工作或旅游；

②临床症状和体征；

③实验室检查：包括一般化验（如血常规、尿常规，肝、肾功能等）、特异性检查（如血清学检测该病病毒的抗原、抗体）、病原学检查（病毒的分离和培养）。确诊主要依靠特异性检查和病原学检查阳性结果。

（4）治疗：主要是对症和支持疗法，无特效药物治疗。

（5）目前，部分疾病国内已有输入型

病例，应高度警惕。

（二）流行性感冒

1. 什么是流行性感冒?

流行性感冒（简称流感）是由流感病毒引起的急性呼吸道传染病，其潜伏期短、传染性强、传播速度快。

2. 流感的传播途径是什么?

主要通过空气飞沫传播（患者通过咳嗽或打喷嚏传播），其次通过接触被病毒污染的手、日常用品等间接传播，密切接触也是传播途径之一。

3. 流感的流行特点是什么?

流感在全球均有发病。在温带地区，流感通常在冬季发病：北半球为10月～次年5月，南半球为4～9月。在热带或亚热带地区，全年流行。在流行季节前往高危国家，旅行者与当地居民一样都存在感染风险。

4. 流感的临床表现是什么?

流感的潜伏期1～4天。典型的症状包括：骤起高热、寒战、肌肉酸痛、头痛、乏力、干咳、喉咙痛、呕吐等。儿童易出现恶心、呕吐或腹泻症状。有些人可无发热症状，尤其是老年人。体格检查主要为呼吸道症状包括流涕、非渗出性咽炎、胸部听诊可闻及啰音。流感的并发症包括呼吸系统并发症，如继发细菌性肺炎；肺外并发症包括中毒性休克、中毒性心肌炎等。

5. 流感的预防措施是什么？

（1）接种流感疫苗。

（2）注意个人卫生和加强个人防护：

①勤洗手，经常用肥皂和清洁流水洗手，尤其是咳嗽或打喷嚏后。外出时可用含60%酒精的免洗洗手液洗手。避免用未洗过的手接触眼睛、鼻子和口腔黏膜。

②流行期外出正确佩戴口罩，尽量避免在人群密集场所长时间停留。

③避免接触患者或有呼吸道症状者。

④在流感发病48小时内尽早使用奥司他韦（达菲）治疗。

（三）新型冠状病毒肺炎

1. 什么是新型冠状病毒肺炎？

新型冠状病毒肺炎，以下简称新冠肺炎（COVID-19），是由2019新型冠状病毒引起的急性呼吸道传染病。我国于2019年12月在湖北武汉发现，2020年1月9日经检测确认为新型冠状病毒，2月

11日，世界卫生组织正式将病毒命名为2019-nCoV。

2. 新冠肺炎的传播途径是什么？

主要通过呼吸道飞沫和密切接触传播，接触病毒污染的物品也可造成感染；在相对封闭的环境中长时间暴露于高浓度气溶胶情况下存在经气溶胶传播的可能；由于在粪便和尿液中可分离到新型冠状病毒，应注意其对环境污染造成接触传播。

3. 新冠肺炎的流行特点是什么？

新冠肺炎呈世界性广泛流行，人群普遍易感。

4. 新冠肺炎的临床表现是什么？

新冠肺炎的潜伏期1～14天，多为3～7天。以发热、干咳、乏力为主要表现。少数患者伴有鼻塞、流涕、咽痛、嗅味觉丧失、结膜炎、肌痛和腹泻等症状。部分患者在感染后可无明显临床症状。目前根据临床表现可将新冠肺炎分为四型：轻型、普通型、重型、重症型。

（1）轻型约占5%，患者仅表现为低热、轻微乏力等，影像学未见肺炎表现。

（2）普通型约占75%，具有发热、呼吸道症状，影像学可见肺炎表现。

（3）重型约占15%，患者多在发病

一周后出现呼吸困难或低氧血症，肺部影像学显示24～48小时内病灶进展明显。

（4）重症型约占5%，重型患者严重者快速进展为急性呼吸窘迫综合征、脓毒症休克、难以纠正的代谢性酸中毒、凝血功能障碍和多器官功能衰竭等。

5. 能通过群体免疫控制新型冠状病毒传播吗?

群体免疫是说当人群中大部分人的身体中都出现了对某种病毒的抗体，就可以阻断病毒的传播，让感染者越来越少，进而控制和消灭这种传染病。

当前新冠病毒已经在全球爆发，不可能在短期内实现消灭病毒。现实表明群体免疫不可能实现。

6. 新冠肺炎的预防措施是什么?

（1）接种新冠肺炎疫苗。

（2）注意个人卫生和加强个人防护:

①勤洗手，经常用肥皂和清洁流水洗手，尤其是咳嗽或打喷嚏后。外出时可用含60%酒精的免洗洗手液洗手。避免用未洗过的手接触眼睛、鼻子和口腔黏膜。

②流行期外出正确佩戴口罩，尽量避免在人群密集场所长时间停留。

③避免接触患者或有呼吸道症状者。

（3）避免接触野生禽畜：

①避免接触野生禽畜、野生动物及其排泄物和分泌物；避免购买活禽或野生动物。

②避免前往动物农场或屠宰场、活禽动物交易市场或摊位、野生动物栖息地等场所。必须前往时要做好防护，尤其是职业暴露人群。

③避免食用野生动物，不要食用已患病的动物及其制品。从正规渠道购买冰鲜禽畜肉，食用肉蛋奶时要充分煮熟；处理生鲜制品时，要生熟分开，避免交叉污染。

（四）严重急性呼吸综合征（SARS）

1. 什么是严重急性呼吸综合征（SARS）？

严重急性呼吸综合征（SARS）是由 SARS 冠状病毒引起的急性呼吸道疾病，传染性强，发病急且病死率较高。2002 年 11 月在我国的广东首次发现人类感染病例，具有类似肺炎临床表现及胸部 X 线特征，抗生素治疗无效，故又称传染性非典型肺炎。

2. 严重急性呼吸综合征（SARS）的传播途径是什么？

主要通过近距离接触、飞沫及气溶胶传播。也可通过用受污染的手接触眼、口及鼻传播。

3. 严重急性呼吸综合征（SARS）的流行特点是什么？

2003 年 SARS 在 32 个国家和地区流行，共报告 8000 多病例。病例主要分布在亚洲、欧洲和美洲等，亚洲发病的主要国家为中国和新加坡。目前，世界各地都没有 SARS 传播的报告。出国人员感染 SARS 冠状病毒的风险极低。

4. 严重急性呼吸综合征（SARS）的临床症状是什么？

严重急性呼吸综合征（SARS）的潜伏期一般为 1 ～ 16 天。起病急，以发热为首发症状，体温在 38℃以上，伴有头痛、畏寒、乏力、关节肌肉酸痛、干咳、胸疼和腹泻等症状。有明显的下呼吸道症状如干咳或少痰，偶有血丝痰。重症出现呼吸加速、憋气等呼吸困难症状。个别病例可发生呼吸衰竭和多脏器衰竭。

5. 严重急性呼吸综合征（SARS）的预防措施是什么?

注意个人卫生和加强个人防护:

（1）勤洗手，经常用肥皂和清洁流水洗手，尤其是咳嗽或打喷嚏后。外出时可用含60%酒精的免洗洗手液洗手。避免用未洗过的手接触眼睛、鼻子和口腔黏膜。

（2）流行期外出正确佩戴口罩，尽量避免在人群密集场所长时间停留。

（3）避免接触患者或有呼吸道症状者。

（五）人感染禽流感

1. 什么是人感染禽流感?

人感染禽流感是因人感染禽流感病毒所致的急性呼吸道感染病。可直接感染人的禽流感病毒如：H5N1、H7N9、H7N2、H7N3、H7N7、H9N2、H10N7,. 其中H5N1、H7N9属人感染高致病性禽流感，导致重症化率及高病死率。

2. 人感染禽流感的传播途径是什么?

尚未完全明确呼吸道感染禽流感病毒的确切途径。直接从禽传播到人是人感染禽流感的主要方式。可疑的感染途径有接触病毒污染的媒介或含有禽类粪便的肥料、经呼吸道吸入气溶胶中的传染性排泄物。目前尚无人与人之间直接传播的确切证据，有限的流行病学调查显示存在聚集感染。

3. 人感染禽流感的流行特点是什么？

人感染禽流感一年四季均可发生，但多发于冬、春季节。患禽流感或携带禽流感病毒的禽类是主要传染源，但不排除患者或其他动物成为传染源的可能。与不明原因的病死家禽或感染禽流感家禽密切接触的人员为高危人群。

自 1997 年以来，在非洲、亚洲、欧洲和中东的部分地区出现了禽鸟类 H5N1 爆发流行，但人感染 H5N1 高致病性禽流感病例仅为散发。截至 2013 年全球报告人感染高致病性 H5N1 禽流感 600 多病例。2013 年 3 月在中国华东地区报告了全球首例人感染 H7N9 禽流感病例。

4. 人感染禽流感的临床症状是什么？

人感染禽流感潜伏期一般在 7 天以内。患者初期表现为流感样症状，包括发热、流涕、鼻塞、咽痛、咳嗽、头痛、肌肉酸痛和全身不适；发病 1 ～ 5 天后出现呼吸急促及明显肺炎表现。重症患者 1 周内出现呼吸窘迫、肺部实变体征，随即发展为呼吸衰竭甚至死亡。

5. 人感染禽流感的预防措施是什么？

（1）注意个人卫生。勤洗手，经常用肥皂和清洁流水洗手。外出时可用含60%酒精的免洗洗手液洗手。避免用未洗过的手接触眼睛、鼻子和口腔黏膜。

（2）加强个人防护：

①避免直接接触携带禽流感病毒的活禽和死禽；

②避免进食未煮熟的禽蛋、禽肉或禽肉制品；

③避免涉足禽类养殖、交易和屠宰市场，避免接触被禽鸟粪便污染的物体表面和周围环境。

（六）埃博拉病毒病

1. 感染埃博拉病毒有哪些临床表现？

感染埃博拉病毒后起病急，临床表现为：

（1）全身表现：发热、食欲丧失、内脏出血。

（2）身体各部位不适：头痛及眼部充血及出血，打嗝，喉咙酸痛，胸痛，呼吸困难，吞咽困难，肌肉疼痛，无力，身体的各大关节会出现疼痛，胃痛、呕吐，持续腹泻，皮肤可以出现皮疹及出血点。

可因出血性休克、肝肾衰竭及严重并发症而死亡。病死率为45%～90%，死亡多发生在发病后12天内（7～14天）。

2. 近年来埃博拉病毒流行的情况如何？

2014—2016年在西非出现的疫情是1976年首次发现埃博拉病毒以来发生的最大且最复杂的埃博拉疫情。WHO宣布该次疫情为“国际公共卫生紧急事件”，把埃博拉出血热更名为“埃博拉病毒病”。此次疫情涉及利比里亚、几内亚、塞拉利昂、尼日利亚、马里、塞内加尔、美国、西班牙等之前从未报道过本病的国家，累计发病近2万余例，平均病死率为50%左右。2018—2020年在刚果民主共和国东部发生的疫情十分复杂，不安全状况对公共卫生应对活动带来了不利影响。

3. 为什么人们如此惧怕埃博拉病毒？

（1）致死性高，死亡率可高达90%。

（2）2014年的埃博拉疫情爆发是历史上最严重的一次，表现为发病人数和死亡人数均已超过历年疫情的总和，传播速度与范围亦前所未有。

（3）该病毒不但在非洲国家之间传播，而且还走出了非洲大陆，进入美洲和欧洲。所以它的传播速度之快，影响范围之广，死亡人数之多均造成了世界各国人民对它的恐惧。

4. 埃博拉病毒的感染途径是什么？潜伏期多长？

埃博拉病毒引起的是一种人兽共患病，动物和人类均可以感染此病毒而患病。患者感染后潜伏期2～21日，一般5～12日，主要传播途径是接触传播，可通过破损的皮肤黏膜感染。眼睛、鼻子及嘴，直接接触以下物品而患病，其中包括：

（1）感染者的血液或体液，包括：尿液、唾液、汗液、粪便及乳汁和精液。

（2）患者使用过的针头、注射器。

（3）感染病毒的果蝠及灵长类动物。

（4）埃博拉病毒感染恢复期男性的精液。据文献报道恢复期男性40天仍可在其精液中检测到此病毒。

5. 如何预防埃博拉病毒？

（1）预防接种。全球首款预防埃博拉疫苗Ervebo已批准上市。该疫苗是单剂量注射，可用于预防18岁以上人群的扎伊尔型埃博拉病毒感染。

（2）注意个人卫生：勤洗手，经常用肥皂和清洁流水洗手。外出时可用含

60% 酒精的免洗洗手液洗手。避免用未洗过的手接触眼睛、鼻子和口腔黏膜。

（3）避免与可疑病人、尸体接触，不接触他人血液、体液以及被污染的物品。如需接触，务必做好个人防护。

（4）避免接触果蝠、灵长类野生动物。不吃不熟的肉类以及野生动物。

（七）寨卡病毒病

1. 什么是寨卡病毒病？

寨卡病毒病是由寨卡病毒引起的急性蚊媒传染病。

2. 寨卡病毒病的流行特点是什么？

2015—2016 年寨卡病毒病在巴西及其他拉丁美洲和加勒比海国家大肆流行，迅速蔓延到全球的 60 多个国家和地区，数百万人患病。世界卫生组织宣布此次疫情构成“国际关注的突发公共卫生事件”。我国也有输入性病例报道。

20 世纪本病曾在非洲、美洲、南亚和太平洋地区流行，是再次肆虐的传染病。

3. 寨卡病毒病的传播方式和潜伏期如何？

寨卡病毒病主要通过蚊虫叮咬而感染。在疫区由于蚊虫较多而使本病广泛传播，很多国家的病例均为去疫区的旅行者。已经确定的其他感染途径还有患病孕妇经胎盘传给胎儿、性传播和输血感染。

本病的潜伏期为 3 ～ 12 天。

传播本病的是埃及伊蚊，我国此蚊种仅在海南省、雷州半岛及云南省部分地区存在。

4. 寨卡病毒病的临床表现有哪些？

寨卡病毒病的主要临床表现包括：轻微发热、皮疹、结膜炎、肌肉和关节疼痛、虚弱或头痛。这些症状通常持续 2 ～ 7 天。一般病人病情不重，死亡病例罕见。科学界的共识是寨卡病毒是婴儿小头症的一个病因。

5. 寨卡病毒如何诊断和治疗？

（1）诊断：具有流行区旅行史；曾被蚊虫叮咬，出现发热、皮疹、关节痛、结膜炎等临床表现者，应疑为本病。患者须及时到医疗机构就诊，并进行化验检查，明确诊断。

（2）治疗：本病无特效治疗，主要依靠对症和支持疗法。

6. 寨卡病毒病的预防？

寨卡病毒病的主要预防手段有：

（1）户外活动尽量穿长衣长裤、戴防

护帽、避免皮肤裸露；可将衣服塞进裤子里，裤脚塞进袜子里，穿紧实的鞋子。不要在草木茂盛的地区行走。

（2）使用苄氯菊酯浸泡过的衣服和蚊帐防蚊，切勿将苄氯菊酯直接涂于皮肤。

（3）住在或睡在密闭性好或有空调及纱门、纱窗遮挡的房间。

（4）皮肤暴露部位使用有效的蚊虫驱避剂，如需要同时涂抹防晒霜，应将驱避剂涂在防晒霜的外层。

蚊虫驱避剂：避蚊胺（DEET）；派卡瑞丁 (Icaridin)；柠檬桉叶油 (OLE) 或柠檬桉醇（ PMD）；驱蚊脂，也称伊默宁 (IR3535)，有效活性成分含量越高，所提供的保护力持续时间越长。

（5）孕妇不要到流行区旅行。

（八）中东呼吸综合征

1. 什么是中东呼吸综合征？

中东呼吸综合征是由一种新型冠状病毒引起的严重的急性呼吸综合征，2012年在沙特阿拉伯首次被发现。世界卫生组织将这种新型冠状病毒感染命名为“中东呼吸综合征”（MERS），病原体则称为MERS 冠状病毒。

2. 中东呼吸综合征的传播途径是什么？

尚不明确，可能主要通过飞沫传播或密切接触传播。

3. 中东呼吸综合征的流行特点是什么？

中东呼吸综合征分布于沙特阿拉伯、阿联酋等中东地区。前往中东地区旅行者存在一定感染的风险。

4. 中东呼吸综合征的临床症状是什么？

中东呼吸综合征的潜伏期 2 ～ 14 天，平均 >5 天。患者表现为发热、咳嗽和气短。其他症状包括畏寒、咽痛、肌痛、关节痛、腹泻和呕吐。常见急性严重呼吸系统损害；MERS 的严重并发症包括心力衰竭和急性肾损伤等。

5. 中东呼吸综合征的预防措施是什么？

（1）注意个人卫生和加强个人防护：勤洗手；避免用未洗过的手接触眼睛、鼻子和口腔黏膜；流行期外出正确佩戴口罩，尽量避免在人群密集场所长时间停留；避免接触患者或有呼吸道症状者。

（2）避免接触骆驼及其排泄物；不喝生的骆驼奶；不吃未煮熟的肉类，特别是骆驼肉。

（九）黄热病

1. 什么是黄热病?

黄热病是由黄热病毒引起的急性病毒性出血热，属国际检疫传染病。

2. 黄热病的传播途径是什么?

主要通过埃及伊蚊叮咬传播。

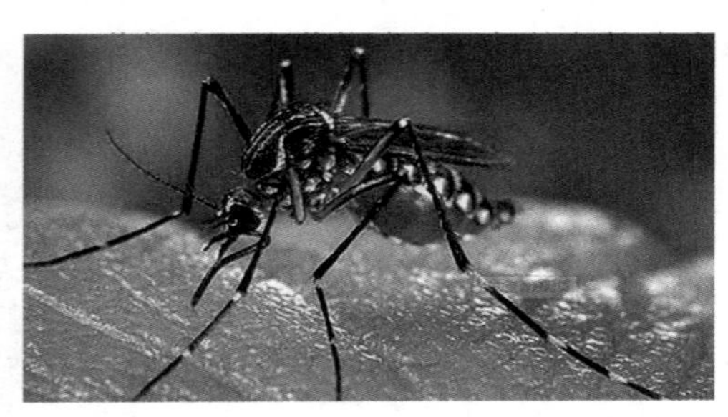

埃及伊蚊

3. 黄热病的流行特点是什么?

黄热病是一种蚊媒性自然疫源性疾病，分城市型和丛林型，城市型黄热病的病人是主要传染源，丛林型黄热病的传染源是热带森林中的猴子及其他灵长类动物。

黄热病主要流行于非洲撒哈拉沙漠以南地区、南美洲和中美洲。在这些地区雨季发病率高，湿度大、气温高有利于蚊虫滋生及病毒在蚊体内繁殖。散发病例全年均可发病。前往黄热病流行的国家或地区的未行免疫接种的出国人员，普遍存在感染的风险。前往这些地区前需要接种黄热疫苗，并持有接种国际证书（黄皮书）。

4. 黄热病的临床症状是什么？

黄热病的潜伏期3～6天。多数感染者无症状或隐性感染。黄热病毒主要侵犯内脏，如：肝、肾和心脏，临床特征以高热、剧烈头痛、黄疸、蛋白尿和出血等为主要表现。大部分患者在首发症状后缓解。约15%的患者进入重症期，典型的特征包括：黄疸、出血、休克及多器官衰竭。出现肝肾功能衰竭的重症患者病死率高达20%～50%。

5. 黄热病的预防措施是什么？

（1）接种黄热病减毒活疫苗是预防黄热病最有效的手段。

（2）加强个人防护：预防蚊虫叮咬。如户外活动尽量穿长衣长裤；皮肤暴露部位使用有效的蚊虫驱避剂；住在或睡在密闭性好或有空调及纱门、纱窗遮挡的房间。

（十）艾滋病

1. 什么是艾滋病？

艾滋病是获得性免疫缺陷综合征

(AIDS)的简称，是由人类免疫缺陷病毒(HIV)引起的慢性传染病。

2. 艾滋病的传播途径是什么?

艾滋病主要通过以下途径传播:

(1) 性接触传播是主要传播途径，同性、异性或双性性接触均可感染。

(2) 输入被病毒污染的血液或血液制品传播；共用针头或注射器以及未消毒的针灸、穿刺、文身、耳部打孔的器械传播；器官或组织移植传播。

(3) 母婴传播。

3. 艾滋病的流行特点是什么?

艾滋病呈世界性分布，撒哈拉以南非洲是感染最为严重的地区，几乎 20 名成年人中就有一名 HIV 感染者。其次是加勒比、东欧及中亚地区。多数新发病例来自低收入和中等收入国家。男同性恋者、静脉吸毒者、性工作者以及其他可能与 HIV 携带者经常有性接触或血液接触机会的人都属于高危人群。旅行者的感染风险通常较低，但感染的风险与个人行为方式（如吸毒或无保护性行为）相关性大。

4. 艾滋病的临床症状是什么?

艾滋病潜伏期较长，且个人差异较大，从数月到 15 年不等，平均 8 年。HIV 感

染人体后可分为三个阶段:

(1)急性期:发生于患者感染病毒后的早期阶段,患者多无明显异常感觉,可表现为流感样症状,如:发热、皮疹、乏力、恶心、呕吐、腹泻、咽痛、头痛、肌痛及关节痛等非特异性症状。病症轻微,持续1～3周,无须特异性治疗,可自行缓解。

(2)无症状期:免疫功能日益减弱,为病毒破坏淋巴细胞及其他免疫细胞直至免疫功能恶化的阶段。患者身体状况尚可,但患者血液、体液及分泌物中已存在病毒,具有传染性。

(3)AIDS期:HIV感染的最终阶段,即出现获得性免疫缺陷综合征,主要临床表现为各种机会性感染及肿瘤。

5. 艾滋病的预防措施是什么?

加强个人防护是预防艾滋病感染的重要措施。

(1)预防经性途径传播

①洁身自好,避免多个性伴侣。

②正确使用质量合格的避孕套。

(2)预防经血液传播

①避免不必要的注射、输血和使用血液制品。

②不要吸毒，特别不要共用注射器和使用未消毒的注射器静脉注射毒品。

③到正规医疗机构看病、献血，输血，另外像文身、针灸、打耳洞、修脚时也要注意工具是否充分消毒，这些往往是艾滋病病毒的传播媒介。

（3）预防母婴传播

①孕前及产前检查。

②药物预防：抗病毒治疗。对已知感染孕妇进行母婴阻断治疗，生育后不哺乳。

（十一）其他病毒性疾病

其他病毒性疾病流行地域、传播方式、潜伏期相关内容详见附表。

1. 登革热的临床表现有哪些？

登革热的临床表现为突起高热、头痛、眼眶痛、肌肉痛、骨关节痛，斑丘疹和轻度出血表现（包括瘀点、瘀斑、紫癜、鼻出血、牙龈出血和血尿等）。病症重者可出现剧烈腹痛、持续呕吐、呼吸困难、黏膜出血、血小板减少、休克甚至死亡。

附表

疾病	流行地域	传播方式	潜伏期
登革热	广泛流行于热带和亚热带，特别是东南亚、西太平洋及中南美洲	蚊虫叮咬	1～15天；一般为5～8天
马尔堡出血热	主要在非洲刚果民主共和国、安哥拉、肯尼亚等国家	接触传播是最主要的传播方式：病人或动物的血液及其他体液、呕吐物、分泌物、排泄物均具有高度的传染性。还有吸入感染物、注射途径、性传播	一般为3～9天（长者可超过2周）
拉沙热	主要在尼日利亚、利比里亚、塞拉利昂、几内亚等西非国家	通过直接或间接接触鼠排泄物而感染，也可发生人际间传播	6～21天
裂谷热	主要分布在肯尼亚、津巴布韦、赞比亚、纳米比亚、索马里等国家	主要通过直接接触感染动物（多种家畜）的组织、血液、分泌物和排泄物感染或食用未煮熟的肉、奶；或通过蚊虫叮咬而传播。无人际间传播	一般为2～6天（有时不超过24小时）

续表

疾病	流行地域	传播方式	潜伏期
西尼罗热	流行区域不断扩大。1999 年以前在东半球：非洲、亚洲、中东、欧洲；1999 年以后西半球开始流行；近年来在北美开始流行	主要通过蚊虫叮咬而感染。鸟类是主要传染源	1 ～ 6 天
基孔肯雅热	广泛流行于热带和亚热带，特别是非洲、东南亚、中南美洲	蚊虫叮咬	3 ～ 12 天
人乳头状瘤病毒病	在全球范围内很常见。拉丁美洲和加勒比海、撒哈拉沙漠以南的非洲、美拉尼西亚群岛以及中南和东南亚洲的发病率最高	传播途径主要是直接接触感染者的病损部位或间接接触被病毒污染的物品。生殖器感染主要由性交传播。新生儿可在通过产道时受感染	由人乳头状瘤病毒所致的生殖器疣、皮肤疣、乳头状瘤等潜伏期长短不一，一般数周或数月
脊髓灰质炎	在全球各国都有流行，以温带地区发病较多。巴基斯坦、阿富汗和尼日利亚 3 个国家仍有脊灰野病毒流行	经粪—口途径传播。病毒通过被急性期患者粪便及其上呼吸道分泌物、痊愈期病人及隐性感染者粪便污染的食物、饮水、玩具、土壤等传播	3～35天，一般为5～14天

2. 马尔堡出血热的临床表现有哪些?

马尔堡出血热的临床表现以发热、出血症状（表现为鼻腔、牙龈、眼结膜和注射部位皮肤出血、咳血、呕血、便血、尿血、阴道出血，甚至多脏器同时出血）为主，严重者可出现出血性休克。出血是本病最重要的死因。还有皮疹（麻疹样皮疹）、消化系统表现等多系统损害症状。病情严重，病程约 15 天。死亡多发生于病后第 3 ～ 9 天，死因除出血性休克外，还有循环系统和肝、肾衰竭。病死率为 20% ～ 90%。

3. 拉沙热的临床表现有哪些?

拉沙热的临床表现主要为发热、寒战、咽痛（扁桃体上有白色的斑点是其重要的体征）、胸骨后疼痛和蛋白尿。也可出现多系统的病变。病死率为 1% ～ 3%。少数病例留有神经系统后遗症，例如耳聋等。

4. 裂谷热的临床表现有哪些?

裂谷热的临床表现主要为发热、头痛、视网膜炎（表现为视物模糊或视力下降）、出血等。本病大部分可自愈，病死率约为 1%。

5. 西尼罗热的临床表现有哪些?

西尼罗热的临床表现主要为高热、头痛、肌肉疼痛、皮疹、淋巴结肿大等。严重者出现脑膜脑炎症状（以老年人为主）。预后良好。严重病例可能留有后遗症，病死率为 3% ～ 5%。

6. 基孔肯雅热的临床表现有哪些?

基孔肯雅热的临床表现主要为突发高热，皮疹及剧烈关节疼痛。关节剧痛是本病的核心特征。其他症状包括头痛、恶心、呕吐、食欲缺乏，也可见腹痛、腹泻或便秘，全身浅表淋巴结肿大。皮疹涉及躯干和四肢，也可包括手掌、足底和面部。偶见胃肠道不适或眼部、神经系统和心脏等并发症。

除少数儿童和衰弱老人死亡外，成年感染者几乎没有死亡，但关节剧痛和恢复缓慢者会明显影响正常生活和工作。

7. 人乳头状瘤病毒病的临床表现有哪些?

大部分的人乳头状瘤病毒感染是良性的，人感染后临床表现多样，包括各种皮肤疣、皮肤及黏膜上皮细胞瘤。生殖器持续性人乳头状瘤病毒感染可导致肛门与生殖器的癌前病变和癌变发生。

8. 脊髓灰质炎的临床表现有哪些？

脊髓灰质炎的临床表现主要为发热、乏力、恶心、呕吐、咽痛、咳嗽、头痛、颈强直和四肢疼痛等。少数病例发展为瘫痪型脊髓灰质炎，表现从单侧的急性弛缓性麻痹到四肢瘫痪、呼吸衰竭，甚至导致死亡。

二、寄生虫性疾病

（一）概述

1. 热带地区特有的寄生虫病有哪些？它们分布的地域如何？

热带地区特有的寄生虫病及其分布地域详见附表。

附表

疾病名称	分布国家和地区
冈比亚锥虫病	中西部非洲
罗德西亚锥虫病	东部非洲
埃及血吸虫	遍及非洲 44 个国家
罗阿丝虫病	西非、中非（喀麦隆、尼日利亚、刚果、安哥拉、赞比亚、乌干达、苏丹等）
盘尾丝虫病	中西部非洲
美洲锥虫病	中南美洲

2. 赴非洲、南美洲有可能患特有的寄生虫病吗？

非洲特有的寄生虫病多数是被某些昆虫叮咬而感染，个别是因接触疫水（含有这种寄生虫尾蚴的小溪、水塘等）而感染。如果在疫区工作或旅游时，被带有寄生虫的昆虫叮咬或涉越疫水，特别是在疫水中游泳或停留时间较长时，都可能被感染而生病。

（二）疟疾

1. 为什么要高度重视疟疾？

疟疾是最常见的热带病。疟疾疫区人口约占全球总人口的40%。每年全世界有2～3亿人患疟疾，约有数百万人死于疟疾。

出国人员赴非洲最容易感染的疾病，就是疟疾。长期在非洲高疟区居住的人，超过半数感染过此病。因此，应该对疟疾高度重视。

2. 疟疾是什么？

疟疾是由疟原虫引起、由蚊媒传播的寄生虫病。蚊虫叮咬了疟疾病人，疟原虫进入蚊体，经过一定时间的发育，具备了感染性，再叮咬健康人时，人体则发病。

临床表现为周期性发热、贫血、脾大。疟原虫可侵犯脑、心、肝、肾、脾、胃肠、骨髓等多种脏器，导致多器官的、多种多样的临床表现。

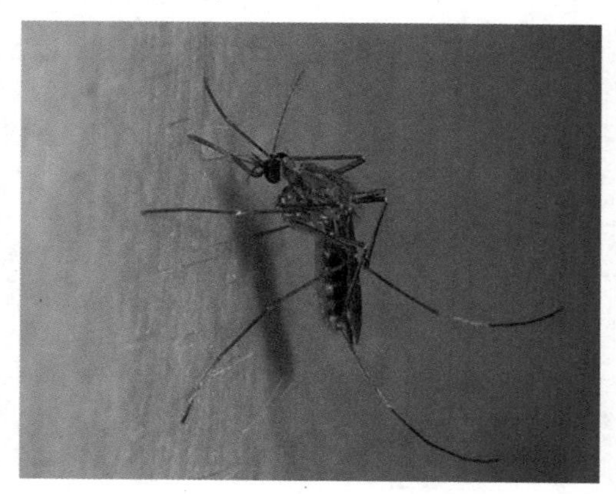

疟疾传播媒介——按蚊

3. 疟疾有几种?

疟疾有4种：间日疟、三日疟、恶性疟、卵形疟。最常见和最重要的是恶性疟和间日疟。恶性疟发作时间无明显规律性；间日疟隔日发作；三日疟隔两日发作；卵形疟少见，临床表现与间日疟相似。

4. 疟疾的潜伏期有多长?

恶性疟的潜伏期最短，为8～12天。间日疟为15～28天。

5. 疟疾典型的临床表现有哪些?

典型的疟疾发作时先后出现发冷—高热—出汗—退热的周期性症状。发冷（寒战）约数十分钟后发热（38 ～ 41℃），伴头痛、全身酸痛等症状，面红耳赤，口渴多饮，持续数小时至十余小时后大汗淋漓，出汗后热退，患者可能乏力、嗜睡。这一过程在间日疟，每隔一日发作一次；在恶性疟则发作无规律。随着病情的发展，患者可出现贫血及脾大。如果是间日疟未经治疗可在发作数次后病情自行缓解，但以后可能复发。如果是恶性疟未经治疗，病情会越来越重，直至病危，甚至死亡。

6. 疟疾不典型的临床表现有哪些?

疟疾不典型的临床表现可有黄疸、肝功能异常，酷似肝炎；肾功能受损，甚至发生衰竭；可出现急性肠胃炎；少数人表现为重度贫血、心肌炎；极少数人表现为黑尿热（尿为酱油颜色），有一定的危险性；最严重的是脑型疟，病情危重，可出现昏迷，甚至死亡。

7. 如何确诊疟疾?

出国人员到达疟疾高发地区后，居住时间超过疟疾的潜伏期，出现发冷（寒战）、发热、出汗等典型表现或上文介绍的其他表现时，应高度怀疑疟疾。须尽快找医生就诊。如果在血涂片中找到疟原虫，或血液化验阳性，即可确诊。

8. 疟疾如何治疗？

按一般情况，疟疾确诊后，应由主治医生确定治疗方案。但我国赴非工作的人员（如石油、交通、建筑等相关行业的工作人员），其发病往往是群体性的，人数较多。为了确保治疗效果，我们提出两种药物治疗方案，主要是供随行的医务人员或当地的中国医疗队医师参考。由于内容比较专业，普通患者只需知情，并配合医生治疗即可。

（1）对症和支持疗法：退热、止痛、输液等。

（2）两种药物治疗方案：

【治疗方案Ⅰ】

①治疗药物：蒿甲醚注射液＋双氢青蒿素哌喹片。

②用药方法：疗程5日。具体用药情况见表1。

表1 蒿甲醚注射液+双氢青蒿素哌喹片用药方案

用药时间	用药次数	蒿甲醚注射液	双氢青蒿素哌喹片
第1～2日	第1次	肌内注射2支	/
	第2次	/	口服2片
第3～4日	/	药物次数同1～2日，每次药物剂量减半	
第5日	/	停用蒿甲醚肌内注射，两次均口服双氢青蒿素哌喹片，每次1片	

注：蒿甲醚每支80mg，双氢青蒿素哌喹片每片360mg。

【治疗方案Ⅱ】

①治疗用药：蒿甲醚注射液+磷酸萘酚喹片。

②用药方法：疗程3日。具体用药情况见表2。

表2 蒿甲醚注射液+磷酸萘酚喹片治疗方案

用药时间	用药次数	蒿甲醚注射液	磷酸萘酚喹片
第1个24h	第1次	肌内注射2支	/
	第2次	肌内注射1支	/
第2个24h	第1次	肌内注射1支	口服400mg
	第2次	肌内注射1支	口服200mg

续表

用药时间	用药次数	蒿甲醚注射液	磷酸萘酚喹片
第3个24h	第1次	肌内注射1支	/
	第2次	/	口服400mg

9. 疟疾治愈后会再犯病吗？

有可能会再犯病。原因是再次感染（患疟疾后不会产生免疫力）或由于治疗不彻底等原因而复发。如果回国后疟疾复发，多发生在近半年内，个别人时间稍长。

温馨提示

去过非洲疟区的人员，如果在回国后的一段或短或长的时间内，出现发热的情况，又没找出发热的确切原因，就医时一定要向医生说明：你曾到过非洲疟区或曾患过疟疾。

10. 疟疾治愈后会不会留后遗症？

患疟疾者经过规范的治疗后，绝大多数人会很快康复，不会留后遗症。

11. 患疟疾后会影响生育吗？影响后代吗？

感染疟疾不累及生殖系统，不会影响

生育；疟疾也无遗传性，因此，也不会影响后代。

12. 患疟疾会影响怀孕吗？

疟疾不影响怀孕。但是，孕妇感染疟疾后，疟原虫可经过胎盘传给胎儿，造成先天性疟疾，这种情况在非洲高疟区的孕妇可以见到。我国尚无赴非怀孕妇女有该种情况的报道。

13. 如果在非洲得了疟疾，回国后会传染给家人吗？

在非洲感染疟疾治愈后，回国不会传染给家人。

14. 患疟疾有生命危险吗？

只有极少数未经及时诊断而延误治疗、少数极重型疟疾（例如脑型疟）患者因抢救无效才会死亡。现今，有特效抗疟药及良好的抢救条件，病死率已降至很低。

15. 预防疟疾的关键措施是什么？

预防疟疾的关键措施是防止被蚊虫叮咬。

（1）户外活动尽量穿长衣长裤、戴防护帽、避免皮肤裸露；可将衣服塞进裤子里，裤脚塞进袜子里，穿紧实的鞋子。不要在草木茂盛的地区行走。

（2）使用苄氯菊酯浸泡过的衣服和蚊帐防蚊，切勿将苄氯菊酯直接涂于皮肤。

（4）住在或睡在密闭性好或有空调及纱门、纱窗遮挡的房间。

（5）皮肤暴露部位使用有效的蚊虫驱避剂，如需要同时涂抹防晒霜，应将驱避剂涂在防晒霜的外层。

蚊虫驱避剂：避蚊胺（DEET）；派卡瑞丁 (Icaridin)；柠檬桉叶油 (OLE) 或柠檬桉醇（PMD）；驱蚊脂，也称伊默宁(IR3535)，有效活性成分含量越高，所提供的保护力持续时间越长。

16. 服用防疟药物是不是就能不得疟疾？

服用防疟药物不能保证绝对不得疟疾，但是多年来的事实和经验告诉我们：长期在非洲高疟区工作的人必须服用防疟药物。

观察数据表明：服用防疟药物的人群比不服药者疟疾的患病率要减少一半左右，而且即使患了疟疾，病情也比较轻，恢复也比较快。

17. 服用预防疟疾的药物有没有不良反应？

建议服用的双氢青蒿素哌喹片是世界

卫生组织推荐的治疟防疟药物，是安全的，基本上没有不良反应。但是必须按照医嘱服用，不得随意更改服药剂量和服药周期。注意：有较重的肝、肾疾病者不宜服用抗疟药。

18. 关于药物防疟，专家有哪些建议？

以下内容供随队医师参考，并督促和帮助出国人员坚持服用。

（1）预防药物：双氢青蒿素哌喹片。

（2）预防用药方法：

①短期（1 个月内）赴疟区者：根据不同情况，可不服预防药，或仅在出国前、回国后各服一次，每次 2 片。

②在高疟区停留 3 ～ 6 个月者：建议最好全程服用防疟药：出国前服用 2 片；以后每个月服用一次，每次 2 片；回国后服用 2 片。

③长时间（6 个月以上）在高疟区生活或工作者：建议在到达疫区最初的 3 个月内或雨季蚊虫较多的几个月内（4 ～ 5 个月），因各种原因致使身体抵抗力低下的一段时期内服用防疟药。服用方法：出国前服用 2 片，回国后服用 2 次，每次 2

片。在疫区期间，每 3 周服用一次，每次 2 片。

④每次服药时间宜在睡前。

⑤连续服药最好不超过 6 个月。

19. 预防疟疾，生活上要注意什么？

注意保持身心健康，在条件允许的情况下：

①保持生活规律，有足够的睡眠。

②保持均衡饮食。

③适当地参加体育锻炼：如走步、慢跑、做操、打乒乓球、打羽毛球等。

④保持心情愉快。

总之，身心健康可以增强身体的抵抗力，减少患病的可能性。经验告诉我们：由于各种原因导致抵抗力下降时最容易患疟疾。

20. 非洲哪些国家有疟疾？

非洲是疟疾的“大本营”，撒哈拉沙漠以南的绝大多数非洲地区（极个别地区除外）普遍存在疟疾，但程度有所不同。本书中提到的高疟区泛指疟疾发病率较高的地区。非洲疟疾分布的具体情况请参照表 3。

表 3　非洲疟疾分布的国家和地区

国家	分布地区	国家	分布地区
安哥拉	全国	贝宁	全国
布隆迪	全国	喀麦隆	全国
中非共和国	全国	乍得	全国
科摩罗	全国	刚果（布）	全国
吉布提	全国	赤道几内亚	全国
莫桑比克	全国	尼日尔	全国
尼日利亚	全国	卢旺达	全国
圣多美和普林西比	全国	塞内加尔	全国
塞拉利昂	全国	索马里	全国
苏丹	全国	多哥	全国
乌干达	全国	冈比亚	全国
加纳	全国	几内亚	全国
几内亚比绍	全国	象牙海岸	全国
利比里亚	全国	利比亚阿拉伯	全国
马拉维	全国	马里	全国
布基纳法索	全国	刚果（金）	全国

续表

国家	分布地区	国家	分布地区
赞比亚	全国	阿尔及利亚	撒哈拉地区不能排除疟疾的危险
博茨瓦纳	北方地区	佛得角	仅某些农村地区
埃及	尼罗河三角洲的农区，上埃及的绿洲和部分地区	埃塞俄比亚	全国海拔2000米以下地区
摩洛哥	某些农村地区不能排除有疟疾的危险	纳米比亚	部分地区
南非	某些低海拔地区和南纬28°以北的沿海地区	坦桑尼亚	全国海拔1800米以下地区
肯尼亚	全国，但在内罗毕和海拔2500米以上地区一般危险不大	马达加斯加	部分地区，一般危险性不大
毛里塔尼亚	全国，部分地区除外	毛里求斯	在一些农村地区存在间日疟的危险
津巴布韦	全国海拔1200米以下地区		

（三）罗阿丝虫病

1. 罗阿丝虫病的感染途径是什么？潜伏期有多长？

罗阿丝虫病是被吸血昆虫斑虻叮咬而感染的。人是唯一的传染源。斑虻存在于热带雨林地区。罗阿丝虫病潜伏期约1年。该病为慢性疾病。

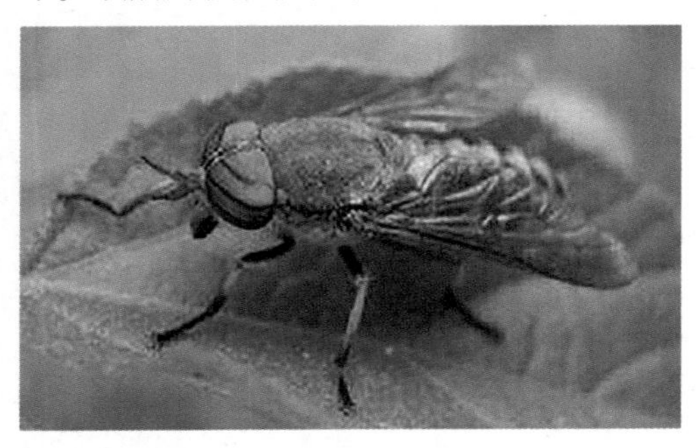

斑虻

2. 罗阿丝虫病的临床表现有哪些？

（1）游走性皮下肿块是该病主要的临床表现，皮下肿块可发生在人体的各个部位，大小不一，一般约鸡蛋大小，表面皮肤颜色正常。有时可表现为肢体部分或全部肿胀。

（2）眼部症状较为突出。表现为结膜炎：眼结膜充血、水肿、畏光及流泪，并有痒和异物感，眼睑水肿及眼球突出。

3. 罗阿丝虫病如何诊断?

在流行区工作或曾在流行区居住过的人，曾被虻虫叮咬，出现皮下游走性肿块或有前述眼部表现，且伴有血嗜酸性粒细胞增高，应考虑到本病。若在皮下肿块活检标本中找到成虫或眼结膜排出成虫即可明确诊断。

4. 罗阿丝虫病怎样治疗?

（1）成虫可通过手术摘除，绝大多数患者预后良好。

（2）抗虫治疗：治疗药物有乙胺嗪、伊维菌素、阿苯达唑。按医师指导服药。

5. 如何预防罗阿丝虫病?

（1）避免到斑虻多的地方活动。

（2）进入林区做好个人防护：穿长衣长裤、戴防护帽、避免皮肤裸露；可将衣服塞进裤子里，裤脚塞进袜子里，穿紧实的鞋子。不要在草木茂盛的地区行走。

（3）在流行地区，夏季使用杀虫剂消灭虻幼虫滋生。

（四）盘尾丝虫病

1. 盘尾丝虫病的感染途径如何？潜伏期多久?

盘尾丝虫病的传播媒介为吸血昆虫蚋

（黑蝇）。人是唯一的传染源。潜伏期约为1年。因本病多流行于河流附近且眼部病变可导致失明，故又称非洲河盲症。

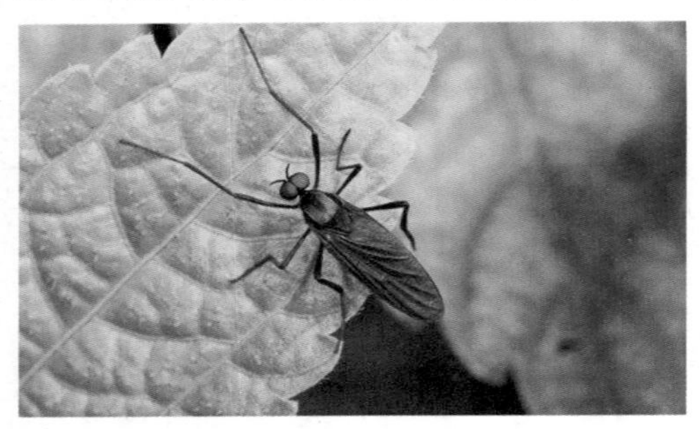

蚋

2. 盘尾丝虫病的临床表现有哪些？

（1）皮肤表现：可出现“皮下结瘤”，大小不一（0.5cm ～ 6cm），多出现在臀部和下肢，不痛，较硬，表面皮肤增厚，多在感染后1年左右出现。此外，可在面、颈、肩等部位出现皮疹，剧痒。

（2）眼部表现：病变严重，预后不良。可引起结膜充血、水肿，进而造成内眼疾病：虹膜睫状体、视网膜及脉络膜炎症，角膜浑浊（影响视力），最终可导致失明。

（3）其他表现：如淋巴结病变等。

3. 盘尾丝虫病的诊断？

在流行区工作旅居过的人，曾被昆虫

蚋叮咬，有前述眼部症状或有皮下结瘤及相关皮肤表现者，应高度怀疑本病。病原学检查到盘尾丝虫成虫或幼虫即可确诊。

4. 盘尾丝虫病的治疗?

（1）手术摘除皮下结瘤，已被广泛采用。早期摘除，可减少和防止失明。

（2）抗虫治疗:

①伊维菌素为首选药物;

②乙胺嗪。

两者均应在医师指导下用药。

5. 如何预防盘尾丝虫病?

（1）避开蚋的栖息地，其滋生于小河流和小溪中，多靠近人们务农为生的、邻近肥沃土壤的偏远村庄。

（2）加强个人防护，避免被蚋叮咬。如：户外活动尽量穿长衣长裤；皮肤暴露部位使用有效的杀虫驱避剂。

（3）流行区喷洒针对蚋幼虫的杀虫剂。

（五）埃及血吸虫病

1. 埃及血吸虫病的感染途径和潜伏期如何?

埃及血吸虫病系通过接触疫水（含有血吸虫尾蚴的水），如在稻田、池塘溪流等水域中插秧、游泳、较长时间涉水等，尾蚴侵入皮肤而感染。潜伏期一般为10～12周。

2. 埃及血吸虫病的临床表现有哪些？

（1）早期表现：早期表现为尾蚴性皮炎，出现红斑和丘疹，伴瘙痒，常持续2～3天。

（2）感染活动期：主要引起泌尿系统的病变（膀胱、输尿管等），症状为尿痛和终末血尿（排尿的最后阶段尿中带血）。病情逐渐减轻或消失时，进入非活动期。感染活动期与非活动期可反复交替，甚至历经十余年。

（3）晚期：最严重的表现是膀胱癌。

3. 埃及血吸虫病如何诊断？

在疫区有疫水接触史，患者有终末血尿；尿中查到埃及血吸虫卵，即可确诊。

在症状方面，要注意与膀胱炎相鉴别。

4. 埃及血吸虫病如何治疗？

（1）特效杀虫药物：吡喹酮。按医嘱服药。

（2）对症治疗：抗感染，纠正贫血等。

5. 如何预防埃及血吸虫？

（1）不在血吸虫病流行区的湖水、河塘、水渠里游泳、戏水。

（2）从事农业、养殖业、水资源开采

和防汛等工作时提前涂抹防护油膏，穿戴好不透水的长筒胶靴、裤、手套等防护用品再下水。

（3）用于洗澡的淡水应煮沸至少1分钟，然后在洗澡前冷却。已在储存罐放置了至少1～2天的水，即使没有煮沸也是安全的。

（4）意外暴露的人（如掉进河里）可用毛巾大力擦干以在尾蚴侵入皮肤前被清除。

（5）夏季流行区台风、洪水过后更要注意防范，可能只存在于某些水塘、厕所化粪池等场所的血吸虫，在大水后，很可能随着污水冲入整个城市，不要在大水中蹚水行走。

（六）非洲锥虫病

1. 非洲锥虫病有几种？它们的传播媒介是什么？

非洲锥虫病有两种：罗德西亚锥虫病（东非睡眠病）和冈比亚锥虫病（中西非睡眠病）。它们的传播媒介均为吸血昆虫采采蝇。采采蝇主要生存在湿热的非洲丛林、灌木丛、大草原与河谷地带。

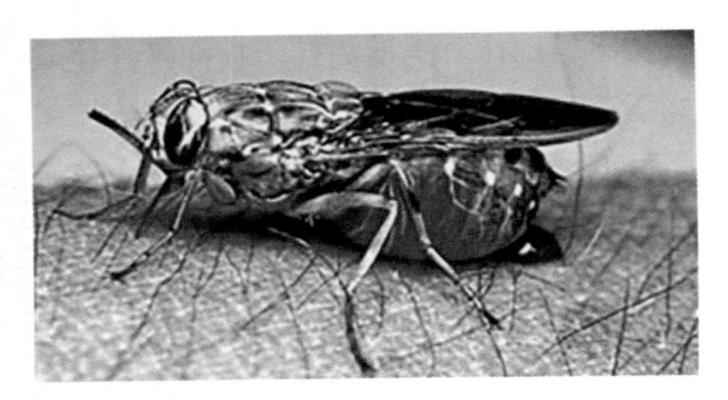

采采蝇

2. 两种锥虫病临床表现有哪些共同点?

(1) 入侵部位病变：采采蝇叮咬后2～3天，被咬处皮肤肿胀，中心为一红点，称为锥虫病“下疳”。

(2) 虫血症期：患者出现不规则或间歇性发热。此后，常继以无热期，为时数天或数周，一般多再次发热。感染越重，发热越高，无热期越短。随着病程的推移，发热多逐渐消失。

(3) 中枢神经系统受累：本病末期，患者卧床不起，大、小便失禁，昏迷，甚至死亡。

3. 罗德西亚锥虫病的潜伏期多长？临床表现有哪些?

罗德西亚锥虫病潜伏期短，一般为2～3周。该病发病急、病情重、进展快、病程短；患者急性中毒症状较多，热度高，消瘦显著，但淋巴结病变轻。出现中枢神经的症状早，病重者在起病 2 ～ 3 周即可出现。

4. 冈比亚锥虫病的潜伏期多长？临床表现有哪些？

冈比亚锥虫病的潜伏期长短不一。病程常持续多年，中间可有多次发热，但症状较轻。有时并无急性症状即出现中枢神经系统异常。出现中枢神经系统的症状相对较晚，常在起病后数月至数年出现，表现为头痛、性格改变，嗜睡明显（夜间兴奋，白天睡眠）等。

5. 非洲锥虫病如何诊断？

常在疫区工作或曾到疫区旅居者；有被采采蝇叮咬过的既往史；如有不规则发热、明显乏力、顽固头痛、贫血、淋巴结肿大、嗜睡等症状者，均应怀疑本病。需做实验室和病原学检查，结果阳性者可确诊。

6. 非洲锥虫病如何治疗？

（1）病原学治疗：治疗药物有苏拉明、美拉胂醇等，请按医嘱用药。

（2）支持及对症疗法：生活规律，均衡膳食，充足睡眠，以及解热止痛等对症治疗。

7. 如何预防非洲锥虫病?

(1) 避免被采采蝇叮咬，穿中性颜色、中等厚度的长衣长裤，因为采采蝇会被浅色或深色吸引，而且能够穿透轻薄面料进行叮咬。

(2) 加强个人防护，如户外活动尽量穿长衣长裤，尤其是在非洲农村从事农业、渔业、畜牧业或狩猎的人群。皮肤暴露部位使用有效的杀虫驱避剂。

(七) 美洲锥虫病

1. 什么是美洲锥虫病?

美洲锥虫病是由克氏锥虫引起的一种热带寄生虫病。可引起急性或慢性虫血症，并侵及多种器官，如心、脑、食管、结肠、甲状腺与淋巴结等，造成劳动力丧失或死亡。本病是中南美洲热带地区的严重公害，世界卫生组织估计感染克氏锥虫的人数达数百万。

2. 美洲锥虫病是怎么传播的?

传播美洲锥虫病的媒介昆虫叫锥蝽。这些嗜血的锥蝽栖居在人的住所附近，昼伏夜出，咬人吸血。其叮咬了血内有克氏锥虫的人或动物后，锥虫则被吸入锥蝽体内，经过发育即具有感染力，锥蝽多叮咬人的面部，故锥蝽的粪便内的锥虫很容易被涂布到眼结膜、口鼻黏膜和叮咬部位的皮损处，遂入血液。除了人外，克氏锥虫的动物储存宿主还有狗、猫等。

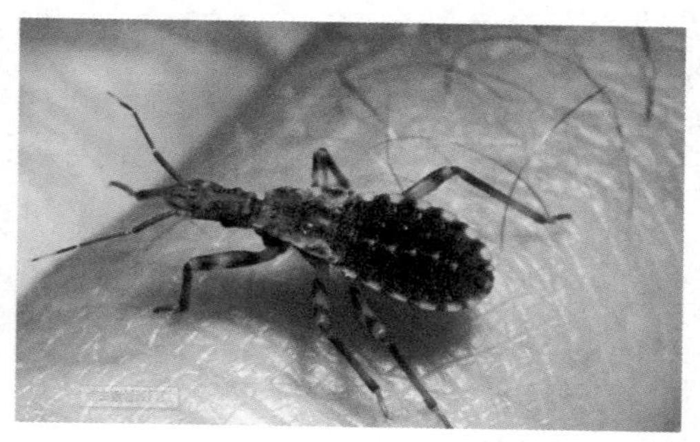

锥蝽

3. 美洲锥虫病的临床表现有哪些？

（1）急性美洲锥虫病：感染锥虫1～2周后，被叮咬部位出现皮下结节，即“美洲锥虫肿”。如果锥虫由眼结膜侵入，则出现结膜炎，眼睑肿胀，这些表现多于1个月内自行消失。在此期间，上述相关病变中可查见锥虫。很多患者于感染后2～3周出现虫血症，持续数周或数月。大多数病人无症状，部分出现发热，并有全身性或局部水肿及淋巴结肿大。心脏表现为心肌炎，可出现心动过速、心律不齐、低血压、心脏扩大、房室传导阻滞、室性期前收缩、阿-斯综合征等，是死亡的重要原因。

（2）慢性美洲锥虫病：只有少数患者有明显的急性病史，一般出现虫血症后数年至数十年形成慢性锥虫病。本病最多见也最严重的表现为心脏的病状，病程可很短而猝死，或呈长期慢性心力衰竭而导致死亡。部分病人，心脏内的栓子脱落，可引起脑或肺栓塞。巴西、智利等国本病多发，也可以出现先天性美洲锥虫病，婴儿多死于脑炎。

4. 美洲锥虫病如何诊断？

（1）病原学检查：急性期主要依靠外周血（手指取血）查找锥虫，一般采用厚血片。

（2）血清学实验：实验种类很多，适用于慢性病诊断。直接凝集实验对急性病例较为适宜。

结合流行病学史和临床表现，上述检查结果阳性即可确诊。

5. 美洲锥虫病如何治疗？

（1）病原学治疗：可采用苄硝唑、硝呋莫斯、伊曲康唑等药物，按医嘱用药。

（2）对症和支持疗法。

6. 美洲锥虫病如何预防?

预防美洲锥虫病应做到:

(1) 改善居住与卫生条件;

(2) 消灭锥蝽滋生与栖息场所;

(3) 喷洒杀灭锥蝽的药物;

(4) 防止被锥蝽叮咬;

(5) 孕妇与献血人员应加强对锥虫的检查。

(八) 皮肤利什曼病

1. 什么是皮肤利什曼病?

皮肤利什曼病是由利什曼原虫感染引起的传染病。

2. 皮肤利什曼病的传播途径是什么?

通过感染的雌性白蛉叮咬传播;偶然也通过职业(实验室)暴露感染。

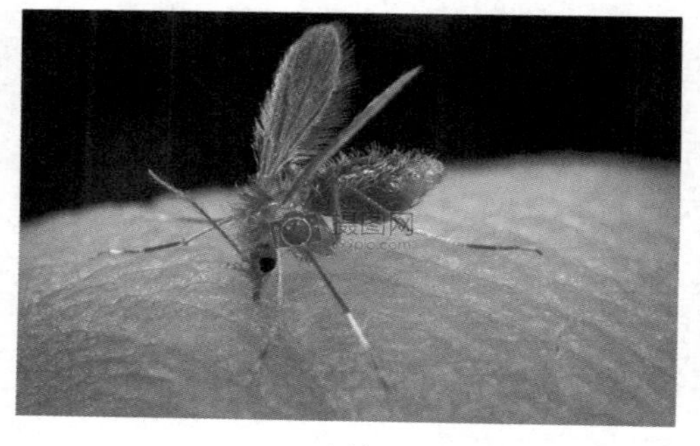

白蛉

3. 皮肤利什曼病的流行特点是什么？

皮肤利什曼病分布于热带和亚热带区域的许多国家，如：中东、亚洲（西南和中亚）、北非、欧洲南部、墨西哥、中美洲和南美洲部分地区。特别是在这些地区农村和丛林的旅行者存在感染的风险。白蛉通常在傍晚和夜间叮咬人，从黄昏至黎明这段时间是感染的高危时段。

4. 皮肤利什曼病临床症状是什么？

皮肤利什曼病的特征性表现为皮肤损伤（开放或闭合性溃疡），通常在数周或数月出现。典型的表现为由小丘疹进展到结节性斑块，多数发展为开放性溃疡。病变通常为无痛性，但开放性溃疡伴细菌感染时可伴有疼痛。可以出现卫星病灶、淋巴结肿大、结节性淋巴管炎，溃疡持续时间长，通常会留疤痕。

5. 皮肤利什曼病的预防措施是什么？

防止白蛉叮咬。

（1）喷洒杀虫剂、环境管理减少白蛉幼虫滋生。

（2）加强个人防护，如：避免在白蛉最活跃的时间外出活动；使用蚊虫驱避剂、药浸蚊帐等。

（九）内脏利什曼病

1. 什么是内脏利什曼病？

内脏利什曼病（又称黑热病）是由杜氏利什曼原虫感染引起的慢性地方性传染病。

2. 内脏利什曼病的传播途径是什么？

通过感染的雌性白蛉叮咬传播；也有先天和通过注射（输血和共用针具）传播的报道。

3. 内脏利什曼病的流行特点是什么？

主要流行于亚洲的印度、孟加拉国、中国和尼泊尔，东非、北非、欧洲的地中海沿岸地区和国家；中亚细亚，中、南美洲的部分国家也有此病的流行。前往疾病流行的国家或地区，特别是去往农村和丛林地区的旅行者，存在感染的风险。

4. 内脏利什曼病临床症状是什么？

内脏利什曼病的潜伏期平均 3 ～ 8 个月。典型表现包括发热、畏寒、盗汗、食欲下降、乏力和头昏等症状。肝、脾和淋巴结肿大（尤其脾肿大）、贫血、营养不良和全血细胞减少。晚期可出现精神萎靡、心悸、气短、面色苍白、水肿和皮肤粗糙，颜色加深故称之为黑热病。可因血小板减少出现鼻出血、牙龈出血及皮肤出血点等。

5. 内脏利什曼病的预防措施是什么？

防止白蛉叮咬。

（1）喷洒杀虫剂、环境管理减少白蛉幼虫滋生。

（2）加强个人防护，如：避免在白蛉最活跃的时间外出活动；使用蚊虫驱避剂、药浸蚊帐等。

三、其他疾病

（一）霍乱

1. 什么是霍乱？

霍乱是由霍乱弧菌引起的急性细菌性肠道传染病。发病急，传播快，属我国甲类传染病，也是国际检疫传染病。

2. 霍乱的传播途径是什么？

通过直接或间接摄入被感染者的粪便或排泄物污染的水源或食物传播；通过污染鱼、虾等水产品引起传播；日常生活接触亦可发生传播。

3. 霍乱的流行特点是什么？

霍乱主要流行于经济和卫生条件欠发达国家，尤其是非洲、南亚、东南亚和中南美洲国家。前往霍乱地方性流行国家的旅行者，注意安全饮食饮水和加强卫生防护，感染风险通常较低。

4. 霍乱的临床症状是什么？

霍乱的潜伏期为1～3天。通常表现为无发热无腹痛的水样泻，但少数也有发热、腹痛表现。严重霍乱为急性、大量水样泻，同时频繁恶心和呕吐，导致严重脱水。重症患者表现脱水、肌肉痉挛、电解质紊乱、代谢性酸中毒，最终循环衰竭而死亡。

5. 霍乱的预防措施是什么？

（1）口服霍乱疫苗。

（2）保证食品安全、注意个人卫生。

①吃熟食、喝开水。食物（尤其是海产品）要烧熟、煮熟，水果要洗净、去皮，不食用变质、发霉食物。

②勤洗手。尤其是在饭前便后勤用洁净且流动的水洗手，常剪指甲，保持手卫生。如果没有水和肥皂，可暂时用免洗洗手液（酒精含量≥60%）清洁双手。建议外出活动，特别是野外徒步旅行时随身携带免洗洗手液清洁手部。

③不与他人共享餐具、杯具等个人物品。

（二）伤寒

1. 什么是伤寒?

伤寒是由伤寒沙门菌引起的一种急性消化道传染病。

2. 伤寒的传播途径是什么?

主要通过粪—口途径传播。病菌随病人或带菌者的粪、尿排出体外，污染水和食物，或经手、苍蝇及蟑螂等间接污染水和食物而传播。

3. 伤寒的流行特点是什么?

伤寒分布于世界各地，夏秋季多见。亚洲、非洲、加勒比海和中南美洲存在感染的风险，感染风险最高的地区是南亚。旅行者前往卫生条件和供水条件较差的国家或地区，存在感染的风险。

4. 伤寒的临床症状是什么?

伤寒的潜伏期 7 ～ 14 天。患者表现为缓慢发病，持续发热、全身乏力、食欲减退、头痛、恶心、呕吐、腹痛、腹泻等。约 25% 的患者可出现玫瑰疹、相对缓脉、肝脾肿大和神经系统中毒症状，严重患者可出现颈项强直、谵妄甚至昏迷。少数患者会出现肠出血、肠穿孔等并发症。

5. 伤寒的预防措施是什么?

（1）接种伤寒疫苗。

（2）保证食品安全、注意个人卫生。

①吃熟食、喝开水。食物（尤其是海产品）要烧熟、煮熟，水果要洗净、去皮，不食用变质、发霉食物。

②勤洗手。尤其是在饭前便后勤用洁净且流动的水洗手，常剪指甲，保持手卫生。如果没有水和肥皂，可暂时用免洗洗手液（酒精含量≥60%）清洁双手。非常建议外出活动，特别是野外徒步旅行时随身携带免洗洗手液清洁手部。

③不与他人共享餐具、杯具等个人物品。

（三）鼠疫

1. 什么是鼠疫？

鼠疫是由鼠疫耶尔森菌引起的自然疫源性烈性传染病。传染性强，病死率高，属我国甲类传染病，也是国际检疫传染病。

2. 鼠疫的传播途径是什么？

通过被感染的鼠蚤叮咬传播；通过直接接触患者的痰液、脓液或病兽的皮、血、肉，然后经破损皮肤或黏膜感染；也可由肺鼠疫患者经呼吸道飞沫传播。

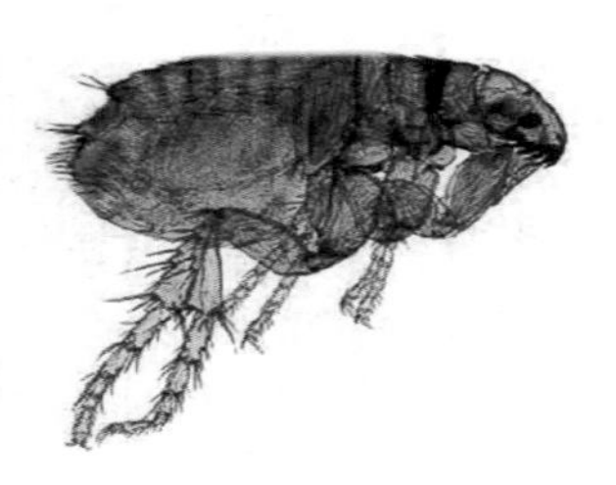

蚤

3. 鼠疫的流行特点是什么?

鼠疫流行于非洲中部和南部农村地区、亚洲中部、印度次大陆、南美洲东北部以及美国西南的部分地区。旅行者感染风险通常很低。

4. 鼠疫的临床症状是什么?

鼠疫的潜伏期1～6天。临床主要分3型：腺鼠疫、肺鼠疫和败血症鼠疫。

（1）腺鼠疫。骤起寒战、高热及头痛。淋巴结剧痛并迅速肿胀，通常为腹股沟、腋窝或颈部淋巴结。

（2）肺鼠疫。急性起病，高热、剧烈咳嗽、胸痛、咳血痰。

（3）败血症鼠疫。急起高热、寒战、谵妄、昏迷、广泛出血，循环和呼吸衰竭。

5. 鼠疫的预防措施是什么?

（1）高危人群可接种鼠疫疫苗。

（2）加强个人防护：

①避免接触跳蚤，采取防跳蚤叮咬措施，使用驱虫剂，常用驱虫剂一般都可以驱赶跳蚤。

②居住环境勤灭鼠。

③在流行区活动，避免接触啮齿动物(如：鼠类、旱獭)，避免处理生病或死亡的动物（包括啮齿动物尸体）。

④避免与患有鼠疫的病人密切接触，与可能感染肺鼠疫的病人接触时，尽量和病人保持1米以上的距离，并戴口罩，勤洗手。

（四）莱姆病

1. 什么是莱姆病？

莱姆病是由伯氏疏螺旋体感染引起的自然疫源性疾病。

2. 莱姆病的传播途径是什么？

通过硬蜱叮咬传播，也通过含螺旋体的蜱粪污染破损皮肤而导致感染。

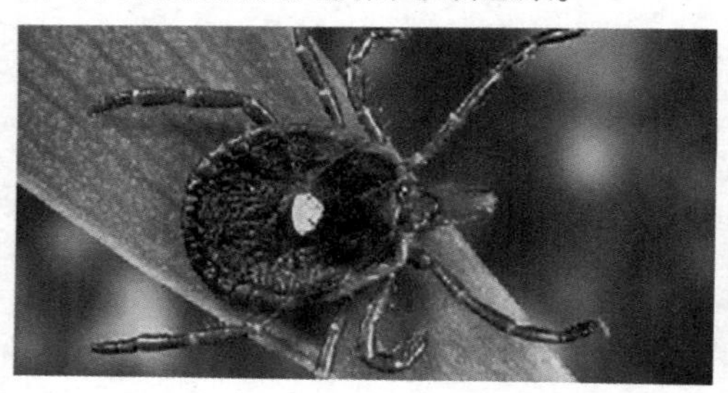

蜱

3. 莱姆病的流行特点是什么？

莱姆病为全球性分布的蜱媒感染病，世界五大洲近70多个国家，包括美国、德国、加拿大、澳大利亚、法国、比利时、奥地利、英国、瑞典、瑞士、丹麦、俄罗斯、捷克斯洛伐克、埃及、南非及日本等均有本病发生，且发病区域及发病率呈扩大及上升趋势。

本病的地区分布范围虽广，但疫区主要集中在部分林区：中欧和东欧国家发病率最高；美国主要发生于东北部、中西部及西部三个地区；我国主要分布在东三省及内蒙古、新疆的林区。旅行者感染风险通常较低，但前往具有本病传播风险的国家和地区的农村、林区等感染风险较高，特别是露营者和徒步旅行者。

4. 莱姆病的临床症状是什么？

莱姆病的潜伏期7～14天，短者3天，长者达3个月。感染伯氏疏螺旋体后约60%～80%患者在早期会出现特征性的皮疹——游走性红斑：是一个红色的、扩张性皮疹，中央可以清晰或不清晰。常伴有发热、头痛、乏力、关节痛和肌肉痛，轻度颈项强直。发病后数周，患者可出现中枢神经系统和心脏疾病并发症。如未经治疗，数月后可发展出现关节病变、周围神经病变及脑神经病变。

5. 莱姆病的预防措施是什么?

(1) 避免进入蜱虫栖息地。

(2) 加强个人防护避免被蜱虫叮咬。经过有蜱林区、草地时，应疾步快行，尽量不逗留，需要休息时，不要躺卧在草地上，不要将脱下的衣服随意地放在草地上或挂在树枝上。

(3) 如果无法避免长时间野外作业，建议做好以下措施:

①随时检查是否有附着于衣服和身体上的蜱，离开后应再检查一次。

②返回住所 2 小时内沐浴、冲洗，以清除表面容易发现的蜱。

③使用手持镜或全身镜检查身体各部位，蜱可以附着于人体的任何一个部位，通常藏匿在难以发现的区域，重点检查颈部、耳后、腋窝、腹股沟区、膝盖后面、腰周围以及头发上有无蜱虫。

(4) 如发现被蜱虫叮咬，应尽快将蜱虫除去或及时就医。

(五) 钩端螺旋体病

1. 什么是钩端螺旋体病?

钩端螺旋体病简称钩体病，是由致病

性钩端螺旋体所引起的急性动物源性全身感染性疾病。

2. 钩端螺旋体病的传播途径是什么?

通过皮肤（尤其是破损的皮肤）和黏膜接触受染动物（多是鼠类和猪）污染的水、土壤或植物导致感染。直接接触受染动物的尿液和组织，或摄入被受染老鼠的尿液污染的食物而感染。

3. 钩端螺旋体病的流行特点是什么?

钩端螺旋体病呈世界性分布，热带地区发病率较高，在飓风导致的强降雨和洪水过后流行风险升高。旅行者参加野外水上活动的感染风险较大。

4. 钩端螺旋体病的临床症状是什么?

钩端螺旋体病的潜伏期为 7 ～ 14 天。急性期表现为急性发热、寒战、头痛（伴畏光和眶后痛）、肌痛、恶心、腹泻、腹痛、结膜充血和皮疹等特征，重症可发展为肺炎、心律失常、黄疸、出血、肾衰竭。

5. 钩端螺旋体病的预防措施是什么?

（1）高危人群可接种钩端螺旋体疫苗。

（2）加强个人防护：

①在流行区特别是雨季暴雨过后不接触受污染的水，不接触动物养殖场径流。

②控制鼠类动物以及保护食物免受动物唾液、尿液污染。

③驻地营区改善住房条件，基础设施提高环境质量、改善饮用水卫生状况。

④职业暴露风险较高的人要正确使用个人防护装备，如：穿戴好不透水的长筒胶靴、裤、手套等防护用品再接触疫水。

（3）药物预防。感染风险较高的旅行者可服用多西环素预防。

（六）结核病

1. 什么是结核病?

结核病是由结核分枝杆菌引起的一种慢性感染性疾病，以肺结核最常见，表现为长期低热、咳痰、咯血等。

2. 结核病的传播途径是什么?

主要通过空气传播。通过肺结核患者咳嗽、喷嚏和说话，可在人与人之间传播。也可通过饮用未经消毒带菌的牛奶经消化道感染。

3. 结核病的流行特点是什么?

结核病呈全球性分布。撒哈拉以南的非洲、亚洲、中美洲和南美洲部分地区发病率较高。大部分旅行者感染结核病风险较低，但在结核高发病率国家长期停留，感染风险可能与当地居民相当，免疫力低下人群（如老人、儿童、糖尿病患者、HIV 感染者等）以及医务工作者、看护所人员感染风险更高。

4. 结核病的临床症状是什么？

肺结核的症状包括长期低热、咳嗽、咳痰或血、胸痛、消瘦、食欲不振和夜间盗汗等。肺外感染部位最常见为淋巴结、胸膜、骨和关节，神经系统、肾、膀胱和生殖器也可感染。

5. 结核病的预防措施是什么？

（1）适龄婴幼儿及时接种卡介苗。

（2）注意个人卫生和加强个人防护：

①勤洗手，养成良好的个人卫生习惯。

②避免在拥挤封闭的环境中与结核病患者接触（如医院、监狱或收容所）；如果不能避免建议佩戴 N95 口罩。

③避免食用或饮用未经消毒的牛奶和奶制品。

（七）麻风

1. 什么是麻风？

麻风是由麻风分枝杆菌引起的慢性传染病，主要病变在皮肤和周围神经。

2. 麻风的传播途径是什么?

未经治疗的麻风病患者是本病的主要传染源,携带麻风易感基因的个体和麻风患者有血缘关系的亲属是感染麻风的高危人群。麻风的传播方式主要有两种:密切接触传播和飞沫传播。密切接触传播是通过未经治疗的麻风患者含有大量麻风杆菌的皮肤或黏膜损害与有破损的健康人皮肤或黏膜的长期接触所致,这是世界公认的麻风传播的主要方式。飞沫传播是指,麻风患者在咳嗽和打喷嚏时会产生飞沫,健康人吸入了患者含有麻风杆菌的飞沫,导致传染。

麻风不是遗传性疾病,但是它可能会有遗传易感基因,比如说父母有麻风,他的孩子可能会有易感的基因,那么长期密切接触也可能会发病。

3. 麻风的流行特点是什么?

麻风为全球性分布,在我国也有2000余年的流行史。但发病率最高的地区是亚洲及非洲,全球80%的病例发生于印度、缅甸、印度尼西亚、巴西和尼日利亚。发病率一般与国民收入成反比。总的来说,世界上任何成年人患麻风的风险都非常低。这是因为95%以上的人对这种疾病有自然免疫力。

4. 麻风的临床症状是什么?

麻风本病不致死，但它是可以致残的疾病。患者早期可有斑疹、丘疹、结节等原发皮损以及皮损处感觉丧失、肌肉无力、溃疡等症状。一旦出现了早期症状，患者就需要及时治疗，若发现较晚或治疗不及时，一旦影响到周围神经，就会导致患者机体的残疾和面部的损害。且神经损伤是不可逆的，患者的畸残也会随之加重。早诊断、早治疗可完全治愈该病，不留后遗症。

5. 麻风的预防措施是什么?

早期发现麻风患者，积极普遍治疗所有现症患者是控制和消灭传染源的关键。预防性治疗，可对亚临床感染、处于潜伏期以及无症状的麻风菌携带者有效，目的是让没有症状的麻风菌感染者不出现临床症状。目前已证实有效的药物有利福平等。

现在没有有效的麻风病疫苗，不过对于健康成人来说，麻风杆菌的传染力并不强，因此，预防的重点在于提高自身免疫力。

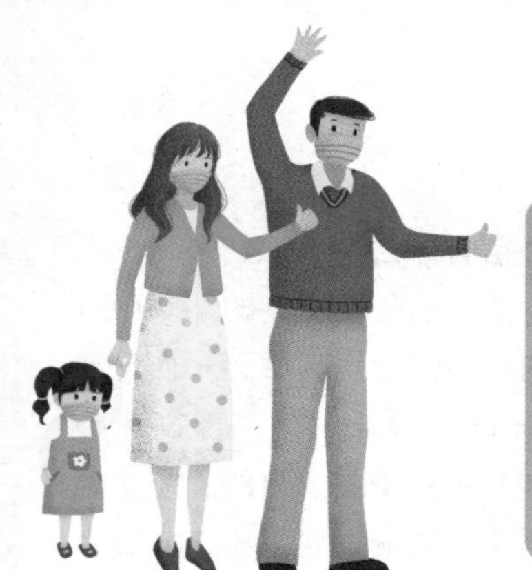

CHAPTER 3 第三章

关于疫苗

一、概述

1. 接种疫苗有什么作用?

人类在与传染病长期反复的斗争中已积累了丰富的防控经验，其中之一便是通过免疫接种降低人群易感性，提高免疫力，从而达到预防传染病的目的。疫苗是预防和控制传染病的最重要措施之一。也正是通过这一措施，人类在全球消灭了天花，在不少国家或地区消除了脊髓灰质炎（野毒株），而麻疹、白喉、百日咳、破伤风等既往相当严重的传染病亦日趋减少。通过免疫接种，人类消灭、消除和控制了多种传染病。

2. 出国前何时接种疫苗?

随着疫苗质量的不断提高、疫苗种类的不断增加、科学技术的不断发展，大部分疫苗可预防的疾病得到了有效控制。出国前，特别是要前往卫生条件相对较差的非洲、南美洲等地区以及一些传染病流行地区的人员，需要接种疫苗，而完成疫苗的免疫程序需要一定时间，如：完成一次口服霍乱疫苗的免疫程序需要在第 0、7、28 天分别口服 3 次；同时，接种疫苗后人体经过一段时间后才能产生有效的保护抗体，如：黄热疫苗接种应至少在出发前

10 天完成，出发时体内方可产生保护性抗体抵抗疾病。因此，为了获得全面的保护和保证疫苗接种效果，建议出国人员至少提前 4 ～ 8 周接种旅行相关的疫苗，有条件的话，越早越好。

3. 接种疫苗后就不会感染疾病了吗?

仍有可能感染疾病，但发生的概率比没有接种时大大降低。接种疫苗后，极小部分人群仍有可能会感染疾病，主要原因有以下三方面:

（1）免疫应答失败。任何疫苗的保护效果都达不到百分之百，由于个体免疫应答能力的差异等特殊原因，有少数人接种疫苗后，可能没有产生保护作用，仍有可能得疫苗可预防的疾病，这种情况被称为无效免疫。

（2）受种者偶合发病。有的受种者会出现偶合发病。即在接种疫苗时，受种者已经处在该疫苗可预防疾病的潜伏期，接种后，还没等到疫苗产生保护作用时就得病了，这种情况被称为偶合发病。

（3）抗体水平下降。接种疫苗后，人体内产生的特异性抗体水平会随着时间的延续逐渐衰退，当低于保护水平时，人也会感染发病，这种情况被称为抗体衰退。

一般情况下即便是感染发病，接种疫苗的人与未接种疫苗的人相比，发病后的症状较轻，病程也较短。

4. 接种疫苗前有什么注意事项？

大部分疫苗接种（除口服霍乱疫苗）前可以正常饮食。接种前如空腹建议吃点零食，避免发生低血糖。

接种疫苗前医生会问一些问题，例如：

最近身体怎么样，有什么不舒服吗？

以前打疫苗是否有过严重的不良反应？

是否有药物、食物（鸡蛋等）或接种过敏史？

最近 1 个月内是否打过疫苗？

最近 3 个月内是否注射过免疫球蛋白？

近期是否有输血或使用血液制品？

是否有累及身体重要器官的疾病史或手术史？

是否是孕妇？是否在哺乳期？

请如实回答医生询问的每一个问题，帮助医生正确判断你是否能安全接种某种疫苗。

常见预防接种禁忌症：

①发热、急性感染病患者；

②急性传染病（包括恢复期）；

③严重的湿疹或化脓性皮肤病者；

④患严重疾病、免疫缺陷及免疫抑制剂、免疫球蛋白使用者；

⑤正服用激素类药物或进行放疗或化疗者；

⑥对疫苗成分或曾经接种该疫苗有过敏史者；

⑦孕妇及哺乳期妇女；

⑧患高血压，严重的肝、肾、心脏疾病者；

⑨癫痫、抽搐等脑部疾病患者。

5. 接种疫苗后需要注意哪些事项？

①接种后在接种门诊的留观区至少观察 30 分钟。

②接种部位 24 小时内保持干燥和清洁。可以洗澡，但不要游泳或泡澡。

③接种后 2 ～ 3 天注意多喝水、保证睡眠，避免剧烈运动，尽量不饮酒。

④建议接种黄热、麻腮风、水痘等活疫苗的育龄女性在接种后 3 个月内避免怀

孕，接种其他灭活疫苗的育龄女性在接种后 1 个月内避免怀孕。

6. 接种疫苗，会有不良反应吗？

打完疫苗后有少部分人或多或少可能会出现一些不良反应，一般会比较轻微。最常见的不良反应有：发热、出现皮疹、胃肠道不适和局部红肿等。

①发热：体温 38℃以下，注意多喝水，多休息，一般 1 ～ 2 天能恢复正常。体温超 38℃，持续 2 天不退，有继续上升的趋势，且伴有其他不适症状的，就要考虑是否感染了其他病菌，一定要及时去医院就诊并告知医生何时何地接种了什么疫苗，同时及时联系接种单位报告。

②红肿：疫苗接种部位持续红肿是身体对外界刺激的一种反应，一定要保持接种部位的清洁，无须覆盖。

③硬结：有些疫苗接种后，接种部位皮下会持续硬结，无压痛，这属于疫苗接种后的正常反应，无须特别担心。硬结会于接种后几周或几个月内消失，不会造成任何后遗问题，也不会影响下次预防接种。必要时可以热敷。

④胃肠道反应：接种完疫苗后前两天不爱进食，有的还会出现轻度腹泻或呕

吐。如果症状不重，精神还不错，可多喝水，清淡饮食。若精神不好，症状严重，持续3天以上不见好转，或者伴有高热、脱水的，请一定要及时去医院就医。

二、可预防感染性疾病的疫苗

（一）预防呼吸道传染病的疫苗

1. 麻腮风联合减毒活疫苗 Measles, Mumps and Rubella Vaccine Live, MMR

（1）疫苗简介

麻腮风联合减毒活疫苗是由麻疹、风疹和腮腺炎病毒联合制备而成，接种疫苗可以同时预防麻疹、风疹和腮腺炎三种疾病。麻腮风联合减毒活疫苗已纳入我国计划免疫规划，属于一类疫苗，儿童可以免费接种。按照欧美等国家要求，前往欧美等国家留学的出国人员需要接种。

（2）接种对象

8月龄以上的麻疹、腮腺炎、风疹易感者，主要推荐以下人员：

①未感染过麻疹、腮腺炎、风疹且无麻疹、腮腺炎、风疹接种史的人群。

②中小学、大学和其他教育机构等高密度聚集地区的工作人员和生活人员。

③免疫功能低下人群的家庭接触者。

④医务人员、幼儿教师、日托机构工作人员、收容机构的人员和职员。

⑤麻疹、腮腺炎、风疹爆发疫情时的易感人群。

⑥未孕的生育期妇女。

⑦国际旅行者。

（3）免疫程序

婴儿和儿童：从 2020 年 6 月 1 日起，满 8 月龄接种第 1 剂，满 18 月龄儿童接种第 2 剂。注射剂量 0.5ml。

青少年和成人：接种第 1 剂后，间隔 4 周接种第 2 剂。

（4）接种禁忌

①对该疫苗所含任何成分，包括辅料及硫酸庆大霉素过敏者，已知上次使用本疫苗后发生过敏者。

②免疫缺陷、免疫功能低下或正在接受免疫抑制治疗者。

③妊娠期妇女。

④患脑病、未控制的癫痫和其他进行性神经系统疾病者。

⑤患急性疾病、严重慢性疾病、慢性疾病的急性发作期和发热者应推迟接种。

（5）接种后保护期

按免疫程序完成 2 剂，无须再加强接

种，终身有效。

2. 水痘减毒活疫苗 Varicella Vaccine, Live

（1）疫苗简介

接种水痘减毒活疫苗可以预防水痘。按照欧美等国家要求，前往欧美等国家留学的出国人员需要接种。

（2）接种对象

12 月龄以上的水痘易感者。主要用于健康人群，推荐以下人员接种:

①无水痘病史的成人和青少年均应接种。

②无疫苗接种史的成人和青少年。

③中小学、大学和其他教育机构等高密度聚集地区的工作人员和生活人员。

④免疫功能低下人群的家庭接触者。

⑤医务人员、幼儿教师、日托机构工作人员、收容机构的人员和职员。

⑥发生水痘爆发疫情时的易感人群。

⑦国际旅行者。

（3）免疫程序

婴儿和儿童：≥ 12 月龄接种第 1 剂，4 ～ 6 岁接种第 2 剂，注射剂量 0.5ml。

青少年和成人：接种第 1 剂后，间隔 4 ～ 8 周接种第 2 剂，注射剂量 0.5ml。

(4) 接种禁忌

①对该疫苗所含任何成分，包括辅料及乳糖酸红霉素过敏者，已知上次使用本疫苗后发生过敏者。

②免疫缺陷、免疫功能低下或正在接受免疫抑制治疗者。

③妊娠期妇女。

④患脑病、未控制的癫痫和其他进行性神经系统疾病者。

⑤患急性疾病、严重慢性疾病、慢性疾病的急性发作期和发热者应推迟接种。

(5) 接种后保护期

按免疫程序完成 2 剂，无须再加强接种，终身有效。

3. 重组带状疱疹疫苗（CHO 细胞）Recombinant Zoster Vaccine (CHO cell)

(1) 疫苗简介

带状疱疹是一种影响神经和皮肤的感染性疾病，由水痘—带状疱疹病毒引起，具有一定的传染性。通常由于儿时患过水痘而致水痘—带状疱疹病毒潜伏在身体里，等成人抵抗力下降时，潜伏的病毒“苏醒”而再度活跃，且沿着感觉神经感染，发展为带状疱疹。接种重组带状疱疹疫苗可预防带状疱疹。

（2）接种对象

适用于 50 岁及以上成人。

（3）免疫程序

免疫程序为 2 剂，第 1 剂接种后间隔 2 个月接种第 2 剂。注射剂量 0.5ml。

（4）接种禁忌

对本品的活性成分或任何辅料成分过敏者禁用。

4. 流感病毒裂解疫苗 Influenza Vaccine (Split Virion) Inactivated

（1）疫苗简介

流感疫苗是由世界卫生组织（WHO）推荐的甲型和乙型流感病毒制成，可预防季节性流行性感冒（流感）。目前，我国使用的流感疫苗为裂解的灭活疫苗。前往沙特朝觐等流行季节前往流行地区的出国人员建议接种。

（2）接种对象

大于 6 个月的儿童和成人均应该每年接种流感疫苗。对于以下高危患者，尤其推荐优先接种：老年人、儿童、孕妇、慢性病患者和医务人员等流感高危人群。【注意：孕妇是流感疫苗的推荐人群，但是我国流感疫苗说明书里的内容更新速度慢，孕妇仍是不适宜接种的对象。】

（3）免疫程序

6月龄～3岁儿童：接种2剂，间隔2～4周，剂量0.25ml。

成人及3岁以上儿童：接种1剂，剂量0.5ml。

（4）接种禁忌

①对鸡蛋或本疫苗所含任何成分，包括辅料、甲醛、硫酸庆大霉素等过敏者。

②未控制的癫痫和患其他进行性神经系统疾病者，有格林巴利综合征病史者。

③已知以往接种出现过任何神经系统反应者。

④患急性疾病、严重慢性疾病、慢性疾病的急性发作期、感冒和发热者应推迟接种。

⑤妊娠期妇女是否接种请遵循医生意见。

（5）接种后保护期

接种后一个流感季。

5. 23价肺炎球菌多糖疫苗 23 pneumococcal polysaccharide vaccine

（1）疫苗简介

23价肺炎球菌多糖疫苗可以预防23个血清型的普遍流行或侵袭力强的肺炎链球菌感染。年老体弱的出国人员建议接种。

（2）接种对象

2周岁以上儿童及成人的高危人群。

免疫功能正常的人群：

①50岁以上（含50岁）人群的常规接种。

②患有慢性心血管疾病、慢性肺疾病、糖尿病和哮喘的个体。

③患酒精中毒、慢性肝脏疾病（包括肝硬化）及脑脊液漏的个体。

④功能性或解剖性无脾个体（包括镰状细胞病和脾切除）。

⑤生活于特定环境或社会环境的人群，如根据年龄或患有的疾病、大部分在护理院中的患者。

⑥年龄65岁以上免疫功能正常的老人，距上一次接种时间≥5年，应再次接种。

⑦年龄2岁以上，存在严重肺炎球菌感染高危因素的接种者，距上次接种时间≥5年，肺炎球菌抗体可能快速下降者，应再次接种。

免疫功能受损人群：

①HIV感染者、白血病、淋巴瘤、何杰金氏病、多发性骨髓瘤、一般恶性肿瘤、慢性肾衰或肾病综合征患者。

②进行免疫抑制性化疗（包括皮质激素类）的患者。

③器官移植或多发性骨髓瘤、骨髓移植的患者。

（3）免疫程序

接种 1 剂。注射剂量 0.5ml。

（4）接种禁忌

①对疫苗中的任何成分过敏者，已知上次使用本疫苗后发生过敏者。

②患有严重心肺疾病者。

③ 2 岁以下的儿童；妊娠期和哺乳期的妇女。

④原发性血小板减少性紫癜患者。

（5）接种后保护期

①建议对 2 岁及以上严重肺炎球菌感染的高危人群，接种第 1 剂后 5 年应再接种 1 剂。

② 65 岁及以上老人，如首剂在 65 岁以前接种，且与上剂接种间隔 5 年以上，应再接种 1 剂。

6. 13 价肺炎球菌多糖结合疫苗 13-Valent Pneumococcal Polysaccharide Conjugate Vaccine

（1）疫苗简介

13 价肺炎球菌多糖疫苗可以预防 13

个血清型的普遍流行或侵袭力强的肺炎链球菌感染。

（2）接种对象

6周龄至5岁（<6周岁）婴幼儿和儿童。

（3）免疫程序

①2～6月龄（最小满6周龄）婴儿共接种4剂。

推荐首剂在2月龄（最小满6周龄）接种，基础免疫接种3剂，每剂间隔2个月；12～15月龄加强接种第4剂；注射剂量0.5ml。

推荐首剂在3月龄接种，基础免疫接种3剂，每剂间隔1个月；12～15月龄加强接种第4剂，注射剂量0.5ml。

②7～11月龄婴儿基础免疫接种2剂，接种间隔至少2个月；于12月龄以后加强接种1剂（第3剂），与第2剂接种至少间隔2个月，注射剂量0.5ml。

③12～23月龄幼儿接种2剂，间隔至少2个月，注射剂量0.5ml。

④2～5岁儿童接种1剂。注射剂量0.5ml。

（4）接种禁忌

已知对本品所含任何成分，包括辅料、破伤风类毒素等过敏者。

7.ACYW135群脑膜炎球菌多糖疫苗 Meningococcal Polysaccharide Vaccine (Group A/C/Y/W135)

（1）疫苗简介

接种ACYW135群脑膜炎球菌多糖疫苗可以预防4个血清型的脑膜炎球菌感染。建议前往中部非洲等流脑流行区的出国人员接种。

（2）接种对象

2周岁以上儿童及成人的高危人群。

①前往流行性脑膜炎高流行区或有疫情爆发流行的国家或地区旅行或居住的人群，尤其是前往发病率和死亡率最高的非洲撒哈拉沙漠以南的“脑膜炎地带”。沙特阿拉伯政府要求年龄≥2岁前往沙特阿拉伯的朝觐者必须提供出行日期前3年内的四价流脑疫苗接种证明。

②居住在拥挤社区、寄宿学校或军营的儿童和年轻成人。

③有脑膜炎球菌暴露风险的人群，如实验室工作人员等。

④免疫缺陷人群。目前仅推荐本品在以下范围内的2周岁以上儿童及成人的高危人群使用。

（3）免疫程序

接种 1 剂，注射剂量 0.5ml。

（4）接种禁忌

①对本疫苗的成分过敏。

②癫痫、惊厥、脑部疾患及有过敏史者。

③肾脏病、心脏病及活动性结核、HIV 感染者及其他急性疾病者。患严重慢性疾病、慢性疾病的急性发作期者。

（5）接种后保护期

接种后保护期为 3 年。

8. b 型流感嗜血杆菌结合疫苗 Haemophilus Influenzae Type b Conjugate Vaccine

（1）疫苗简介

b 型流感嗜血杆菌（Hib）感染是我国儿童细菌性肺炎和细菌性脑膜炎的主要病因，接种 Hib 疫苗可以有效地达到预防作用。

（2）接种对象

2 月龄婴儿～ 5 周岁儿童。

（3）免疫程序

①自 2 或 3 月龄开始，间隔 1 或 2 月接种 1 次，连续接种 3 剂，18 月加强 1 剂，注射剂量 0.5ml。

②6～12月龄儿童，间隔1或2月接种1次，连续接种2剂，18月加强1剂，注射剂量0.5ml。

③1～5周岁儿童，仅需接种1剂，注射剂量0.5ml。

（4）接种禁忌

①患急性疾病、严重慢性疾病、慢性疾病的急性发作期和发热者。

②已知对本疫苗的任何成分过敏，特别对破伤风类毒素过敏者。

③严重心脏病、高血压、肝脏疾病、肾脏疾病者。

9. 吸附白喉破伤风联合疫苗 Diphtheria and Tetanus Combined Vaccine

（1）疫苗简介

白喉和破伤风全球分布广泛，接种吸附白喉破伤风联合疫苗可以有效预防这两种疾病。按照欧美等国家要求，前往欧美等国家留学的出国人员需要接种。

（2）接种对象

12岁以上的人群。推荐以下人员预防：

①儿童期已完成DTP免疫程序，12岁建议加强接种1剂。

②孕妇和家庭密切接触者。

③卫生保健工作人员。

④发生爆发的特殊单位（如收容所和监狱）的易感人群。

（3）免疫程序

注射1次，注射剂量0.5 ml。

（4）接种禁忌

①对本疫苗的成分过敏者。

②注射白喉或破伤风类毒素后发生神经系统反应者。

③患癫痫、惊厥、脑病和其他进行性神经系统疾病者。

④患急性疾病、严重慢性疾病、慢性疾病的急性发作期、急性传染病和发热者。

（二）预防消化道传染病的疫苗

1. 重组B亚单位/菌体霍乱疫苗（肠溶胶囊）Recombinant B subunit/bacterial cholera vaccine (enteric capsule)

（1）疫苗简介

重组B亚单位/菌体霍乱疫苗（肠溶胶囊），又称可唯适，口服用于预防霍乱。建议前往卫生条件较差的地区、霍乱流行和受流行感染威胁地区的出国人员接种。

（2）接种对象

2岁或2岁以上的儿童、青少年和有接触或传播危险的成人，主要包括以下人员：

①卫生条件较差的地区、霍乱流行和受流行感染威胁地区的人群。

②旅游者、旅游服务人员，水上居民。

③饮食业与食品加工业、医务防疫人员。

④遭受自然灾害地区的人。

⑤军队执行野外战勤任务的人员。

⑥野外特种作业人员。

⑦港口、铁路沿线工作人员。

⑧下水道、粪便、垃圾处理人员。

（3）免疫程序

①本制剂供口服用。

②初次免疫者须服本品 3 次，分别于 0、7、28 天口服，每次 1 粒。

（4）接种禁忌

①已知对该疫苗所含任何成分过敏者，已知上次使用本疫苗后发生过敏者。

②发热，严重高血压，心、肝、肾脏病，重度营养不良，严重佝偻病，艾滋病及活动肺结核患者。

③妊娠期妇女及 2 岁以下婴幼儿。

④患急性疾病、严重慢性疾病、慢性疾病的急性发作期和发热者应推迟接种。

⑤对本制剂过敏或服后发现不良反应者，停止服用。

（5）接种后保护期

全程口服完保护期3年。

2. 伤寒Vi多糖疫苗 Vi polysaccharide Typhoid Vaccine

（1）疫苗简介

接种伤寒疫苗可以有效预防伤寒沙门氏菌感染。建议前往非洲等有可能接触伤寒杆菌的危险地区的出国人员接种。

（2）接种对象

5岁以上高危人群，主要包括以下人员：

①前往有接触伤寒杆菌危险地区的旅游者。

②伤寒杆菌携带者的密切接触者。

③有伤寒杆菌暴露风险的人群，如实验室工作人员等。

④在部队、港口、铁路沿线工作的人员，下水道、粪便、垃圾处理人员。

⑤饮食行业、卫生防疫人员及水上居民。

（3）免疫程序

接种1剂，注射剂量0.5ml。

（4）接种禁忌

①对本疫苗的某种成分过敏者，已知上次使用本疫苗后发生过敏者。

②患急性疾病、严重慢性疾病、慢性疾病的急性发作期和发热者。

③妊娠期妇女。

（5）接种后保护期

接种后保护期 3 年。

3. 甲型肝炎灭活疫苗（人二倍体细胞）Hepatitis A Vaccine (Human Diploid Cell), Inactivated

（1）疫苗简介

接种甲肝疫苗可以预防甲型肝炎。建议有接触甲型肝炎病毒风险的出国人员接种。

（2）接种对象

适用≥ 1 岁的甲肝易感者。

（3）免疫程序

免疫接种 2 剂，分别是 0、6 月接种。1 ～ 15 岁用儿童剂量，注射剂量 0.5ml；≥ 16 岁用成人剂量，注射剂量 1ml。

（4）接种禁忌

①对本疫苗的某种成分，包括辅料、甲醛以及硫酸庆大霉素过敏者，以及上次使用本疫苗后发生过敏者。

②妊娠期妇女。

③患急性疾病、严重慢性疾病、慢性疾病的急性发作期和发热者应推迟接种。

④患未控制的癫痫和其他进行性神经系统疾病者。

（5）接种后保护期

接种后保护期：接种一剂次后保护期为3～5年，如接种一剂次后6～12月加强接种后保护期延长为20年或更长。

4. 戊型肝炎疫苗 Hepatitis E vaccine

（1）疫苗简介

重组戊型肝炎疫苗（又称益可宁），已由中国研制成功并上市使用，接种可以预防戊型肝炎。建议前往有可能接触戊型肝炎病毒危险地区的出国人员接种。

（2）接种对象

适用≥16岁易感人群，特别推荐如食品从业人员、学生、部队官兵、育龄期妇女、慢性乙肝患者、流行区旅行者。

（3）免疫程序

0、1、6个月3剂，注射剂量0.5ml。

（4）接种禁忌

①对疫苗任何成分过敏者。

②有接种其他疫苗过敏史。

③患血小板减少症或其他凝血障碍者。

④对卡那霉素或其他氨基糖类药物过敏史者。

⑤患急性疾病、严重慢性疾病、慢性疾病急性发作期和发热者。

⑥未控制的癫痫和患其他进行性神经系统疾病者。

5. 肠道病毒71型灭活疫苗（Vero细胞）Enterovirus Type 71 Vaccine (Vero Cell), Inactivated

（1）疫苗简介

手足口病疫苗全称为肠道病毒71型灭活疫苗，对由EV71感染引起的手足口病的保护效力达90%以上，可有效降低EV71引起的手足口病的发病率。

（2）接种对象

适用于6月龄至3岁EV71的易感者。

（3）免疫程序

接种2剂，间隔1个月，剂量为0.5ml。

（4）接种禁忌

①对本疫苗的某种成分过敏者，及庆大霉素过敏者。

②严重慢性疾病、慢性疾病的急性发作期和发热者。

6. 脊髓灰质炎疫苗 Poliomyelitis Vaccine

（1）疫苗简介

脊髓灰质炎疫苗预防脊髓灰质炎病毒感染（小儿麻痹症）。目前口服脊髓灰质炎减毒活疫苗（OPV）和肌肉注射的脊髓灰质炎灭活疫苗（IPV）在国际上广泛使用。在我国脊髓灰质炎疫苗属于国家免疫规划疫苗。

（2）接种对象

2 月龄以上的婴幼儿、儿童和成人。

全球范围内消灭脊髓灰质炎已取得重大进展，截至 2020 年 9 月，只有阿富汗和巴基斯坦尚未消灭野生型脊髓灰质炎病毒（WPV）。但疫苗衍生脊髓灰质炎病毒病例在非洲、亚洲等部分国家仍有报告，建议所有往来于有野生或疫苗衍生型脊髓灰质炎病毒流行国家或地区无免疫力的出国人员都应进行预防接种。

（3）免疫程序

目前口服脊髓灰质炎减毒活疫苗（OPV）和肌肉注射的脊髓灰质炎灭活疫苗（IPV）在国际上广泛使用。

2019 年 12 月起我国儿童免疫程序：

① 2IPV+2OPV：接种对象：≥ 2 月龄的婴幼儿。基础免疫为 4 次，在 2、3 月龄各注射 1 剂 IPV 疫苗，4 月龄和 4 周岁各口服 1 粒 OPV 疫苗。

②吸附无细胞百白破灭活脊髓灰质炎和 b 型流感嗜血杆菌（结合）联合疫苗

（DTaP+IPV+Hib）接种对象：≥ 2 月龄的婴幼儿。推荐免疫程序为：在 2、3、4 月龄，或 3、4、5 月龄进行 3 剂基础免疫；18 月龄加强免疫 1 剂。每次接种剂量为 0.5ml。

成年人接种：

①前往 WPV 正在流行和传播的地区，且未接种、不完全接种或接种情况未知的成年人应该完成一个免疫程序 3 针：2 针 IPV 间隔 4 ～ 8 周，第 3 针接种应在第 2 针之后 6 ～ 12 个月。

②前往 WPV 正在活跃流行的地区且已完成 IPV 或 OPV 基础免疫程序的成年人（≥ 18 岁），应在出发前再接种 1 针 IPV。

（4）接种禁忌

①对本疫苗的某种活性物质、非活性物质或生产工艺中使用物质，如新霉素、链霉素和多粘菌素 B 过敏者，已知上次使用本疫苗后发生过敏者。

②患急性疾病、严重慢性疾病、慢性疾病的急性发作期和发热者应推迟接种。

7. 轮状病毒疫苗 Rotavirus vaccine

（1）疫苗简介

接种轮状病毒疫苗是预防轮状病毒肠

炎最有效、最经济的医学手段。

（2）接种对象和免疫程序

①口服轮状病毒活疫苗

接种对象：2 月至 3 岁婴幼儿。

免疫程序：每人一次口服 3ml，每年应服用一次。

②口服五价重配轮状病毒减毒活疫苗

接种对象：6 周至 32 周龄婴儿。

免疫程序：全程免疫 3 剂：6 ～ 12 周龄开始口服 1 剂，每剂接种间隔 4 ～ 10 周；第 3 剂接种不应晚于 32 周龄。

（三）预防经蚊虫、蚤、蜱等叮咬感染疾病的疫苗

1. 黄热减毒活疫苗 Yellow Fever Vaccine，Live

（1）疫苗简介

黄热减毒活疫苗又称黄热病疫苗，是由黄热病毒制备而成，是预防黄热病最重要的措施。建议前往黄热病流行区的人至少出国前 10 天前往旅行医学门诊咨询医生接种。南美洲和非洲部分国家在入境时要求有黄热疫苗接种证明。

（2）接种对象

进入或经过黄热病流行地区的人员，

但小于9月龄的幼儿及年老体弱者不宜注射。

（3）免疫程序

接种1剂，注射剂量0.5ml。

（4）接种禁忌

①6月龄以下的婴儿禁止接种，对6～8月龄的儿童一般不建议接种。

②对该疫苗所含任何成分过敏者，对鸡蛋严重过敏者，已知上次使用本疫苗后发生过敏者。

③免疫缺陷、免疫功能低下或正在接受免疫抑制治疗者。

④妊娠期妇女。

⑤患脑病、未控制的癫痫和其他进行性神经系统疾病者。

⑥患急性疾病、严重慢性疾病、慢性疾病的急性发作期和发热者应推迟接种。

（5）接种黄热病疫苗后注意事项:

①黄热病疫苗接种国际证书在首次接种10天后生效，领取《疫苗接种或预防措施国际证书》（又称黄皮书，英文缩写ICVP），出境时需要携带此证书。

②我国黄热病疫苗接种有效期: 10年；对在境外接种或使用世界卫生组织认证的黄热病疫苗接种的并持有《疫苗接种

或预防措施国际证书》的有效期，按“从接种之日后10天开始至接种者（旅行者）终生”执行。

③黄热病疫苗接种都应进行风险收益评估，如有黄热病疫苗接种禁忌时，则须出具医学禁忌证明。

④极少数情况下，黄热病疫苗可引发严重的甚至致命的副作用。60岁以上和免疫功能低下的接种者发生副作用的风险升高。怀孕和哺乳的女性应尽量避免接种黄热病疫苗。在接种黄热病疫苗之前，最好咨询医生是否应该进行接种。

（6）各国黄热疫苗接种相关要求

黄热病在非洲和南美洲的热带和亚热带呈地方性流行。根据黄热病传播风险，世界卫生组织制定了黄热疫苗接种推荐指南，各国有权决定是否要求旅行者提供黄热病疫苗接种证明。有黄热病传播风险的国家和有黄热病疫苗接种要求的国家详见附录1（本书126～138页）。

2. 皮上划痕用鼠疫活疫苗 Plague Vaccine (Live) for Percutaneous Scarification

（1）疫苗简介

皮上划痕用鼠疫活疫苗由我国研制，用于预防鼠疫。在特定人群中接种，目前主要接种对象是：高风险的鼠疫职业暴露人群，疫苗保护期较短，再次暴露风险需要重复接种。

（2）接种对象

疫区或通过疫区的人员。

（3）免疫程序

①在上臂外侧三角肌上部附着处皮上划痕接种。在接种部位上滴加疫苗，每1次人用剂量0.05ml。用消毒针划成“井”字，划痕长度约1cm～1.5cm，应以划破表皮稍见血迹为宜。划痕处用针涂压10余次，使菌液充分进入划痕内。接种后局部应裸露至少5分钟。

② 14周岁以下儿童，疫苗滴于两处划2个“井”字，14周岁以上者疫苗滴于3处划3个“井”字。“井”字间隔2cm～3cm。

（4）接种禁忌

①对该疫苗的任何成分过敏者。

②患急性疾病、严重慢性疾病、慢性疾病的急性发作期和发热者。

③免疫缺陷、免疫功能低下或正在接受免疫抑制治疗者。

④妊娠期或6个月内的哺乳期妇女。

（5）接种后保护期

需要接种人员每年应免疫1次。

3. 森林脑炎灭活疫苗 Tick-borne Encephalitis Vaccine, Inactivated

（1）疫苗简介

用于蜱传脑炎（又称森林脑炎）疾病的预防。主要流行于欧洲和亚洲的局部区域，大部分病例出现在 4 ～ 11 月，海拔 750m 以下。有高危暴露风险的出国人员，例如：到林区或农田工作或野营、探险或长期在疫区生活，建议接种疫苗。

（2）接种对象

在有森林脑炎发生的地区居住的及进入该地区的大于 8 岁的人员。

（3）免疫程序

基础免疫为 2 针，于 0 天（第 1 天）、14 天（第 15 天）于上臂外侧三角肌肌内注射 1 剂，以后可在流行季节前加强免疫 1 剂。

4. 流行性乙型脑炎疫苗

（1）疫苗简介

用于预防流行性乙型脑炎（又称日本脑炎，简称乙脑）。乙脑主要流行于东南亚和西太平洋地区，在亚热带和温带地区呈季节性流行，80% ～ 90% 的病例集中在 7、8、9 月。在热带地区全年均可发生。建议流行季节前往有乙脑流行风险地区，特别是频繁参与户外活动（露营、徒步、登山）或前往农村地区的出国人员接种乙脑疫苗。

（2）乙型脑炎减毒活疫苗 Japanese Encephalitis Vaccine，Live

接种对象：8 月龄以上儿童及由非疫区进入疫区的儿童和成人。

免疫程序：8 月龄儿童首次注射 1 次；于 2 岁再注射 1 次，每次注射 0.5ml，以后不再免疫。

（3）冻干乙型脑炎灭活疫苗（Vero 细胞）Japanese Encephalitis Vaccine（Vero Cell）

接种对象：6 月龄～ 10 周岁儿童和由非疫区进入疫区的儿童和成人。

免疫程序：基础免疫应注射两针，初免后第 7 天注射第 2 针，基础免疫后 1 个月至 1 年内加强免疫 1 次。可根据当地流行情况在基础免疫后的 3 ～ 4 年再加强 1 次。每次注射 0.5ml。

（四）预防接触动物、水、土壤等感染疾病的疫苗

1. 皮上划痕人用炭疽活疫苗 Anthrax Vaccine（Live）for Percutaneous Scarification

（1）疫苗简介

我国已研制成功皮上划痕人用炭疽活疫苗，主要用于因职业暴露而具有高度炭疽感染风险的人群，如炭疽实验室及反恐工作者等。炭疽发生于农牧业地区，常见于中美和南美洲、撒哈拉以南非洲、亚洲、欧洲东部和南部。绝大多数国家该疫苗尚未上市。

（2）接种对象

炭疽常发地区人群，皮毛加工与制革工人、放牧员以及其他与牲畜密切接触者。

（3）免疫程序

①在上臂外侧三角肌附着处皮上划痕接种。用消毒注射器吸取疫苗，在接种部位滴2滴，间隔3cm～4cm，划痕时用手将皮肤绷紧，用消毒划痕针在每滴疫苗处作“井”字划痕，每条痕长约1cm～1.5cm。划破表皮以出现间断小血点为宜。

②用同一划痕针反复涂压，使疫苗充分进入划痕处。接种后局部至少应裸露5～10分钟，然后用消毒干棉球擦净。

③接种后24小时划痕部位无任何反应者应重新接种。

2. 皮上划痕人用布氏菌活疫苗 Brucellosis Vaccine (Live) for Percutaneous Scarification

（1）疫苗简介

有效成分为布氏菌弱毒株活菌体，接种本疫苗后，可使机体产生免疫应答，用于预防布氏菌病。建议前往布鲁氏菌病流行区的高危人群（牧民、兽医、毛皮加工、屠宰人员等）应接种。

（2）接种对象

与布氏菌病传染源有密切接触者，每年应免疫一次。布氏菌素反应阳性者可不予接种。

（3）免疫程序

①上臂外侧三角肌上部附着处皮上划痕接种。在接种部位滴加疫苗，每1次人用剂量0.05ml，再用消毒针划痕。划痕长度为1cm～1.5cm，应以划破表皮微见血迹为宜。划痕处用针涂压10余次，使菌液充分进入划痕内。接种后局部应裸露至少5分钟。

②10岁以下儿童及复种者疫苗滴于一处划1个“井”字，10岁以上初种者疫苗滴于两处划2个“井”字，间隔2cm～3cm。

（4）接种后保护期

与布氏菌病传染源有密切接触者，每年应免疫一次。

3. 冻干人用狂犬病疫苗（Vero细胞）Rabies Vaccine（Vero Cell）

（1）疫苗简介

用于预防狂犬病。狂犬病在除南极洲以外的所有大陆都有发病，东南亚国家发病率尤其高，其次为非洲和中南美洲。前往狂犬病流行国家和地区，尤其将在乡村地区居住、工作的高危人员如：儿童，需要接触猫、狗、蝙蝠或其他动物的动物管理人员、兽医、岩洞工作人员（潜在与患狂犬病蝙蝠接触），以及可能接触狂犬病毒医学工作人员等，都应进行暴露前疫苗接种。无论是否提前接种了狂犬疫苗，被动物抓伤或咬伤后，必须及时就医处理伤口并接种狂犬疫苗（暴露后预防）。

（2）接种对象

①凡被狂犬或其他疯动物咬伤、抓伤者。

②凡有接触狂犬病病毒危险的人员（如动物饲养员、林业从业人员、屠宰场工人、狂犬病实验等）人员采取暴露前预防措施。

（3）免疫程序

①暴露后免疫程序：一般咬伤者于0、3、7、14和28天各注射1剂疫苗，全程免疫5剂，儿童使用量相同。

②暴露前免疫程序：于0、7、21或28天各注射本疫苗1剂，全程免疫3剂。

③对曾经接种过狂犬病疫苗的一般患者再需接种疫苗的建议：

- 1年内进行过全程免疫，被可疑疯动物咬伤者，应于0天和3天各注射1剂疫苗。
- 1年前进行过全程免疫，被可疑疯动物咬伤者，则应全程接种疫苗。
- 3年内进行过全程免疫，并且进行过加强免疫，被可疑疯动物咬伤者，则应于0天和3天各注射1剂疫苗。
- 3年前进行过全程免疫，并且进行过加强免疫，被可疑疯动物咬伤者，应全程接种疫苗。

④对有下列情形之一的，建议首剂狂犬病疫苗剂量加倍给予：

- 注射疫苗前一天或更早一些时间内注射过狂犬病人免疫球蛋白或抗狂犬病血清的慢性病人。
- 先天性或获得性免疫缺陷病人。

● 接受免疫抑制剂（包括抗疟疾药物）治疗的病人。

● 老年人。

● 于暴露后 48 小时或更长时间后才注射狂犬病疫苗的人员。

⑤暴露后免疫程序按下述伤及程度分级处理：

Ⅰ级暴露 触摸动物，被动物舔及无破损皮肤，一般不需处理，不必注射狂犬病疫苗。

Ⅱ级暴露 未出血的皮肤咬伤、抓伤，应按暴露后程序接种狂犬病疫苗。

Ⅲ级暴露 一处或多处皮肤出血性咬伤或被抓伤出血，可疑或确诊的染病动物唾液污染黏膜，破损的皮肤被舔应按暴露后程序立即接种狂犬病疫苗和抗狂犬病免疫血清或狂犬病人免疫球蛋白。抗狂犬病血清按 40IU/kg 给予，或狂犬病人免疫球蛋白按 20IU/kg 给予，将尽可能多的抗狂犬病血清或狂犬病人免疫球蛋白做咬伤局部浸润注射，剩余部分肌内注射，抗狂犬病血清或狂犬病人免疫球蛋白仅为单次应用。

（4）接种禁忌

由于狂犬病是致死性疾病，暴露后接种疫苗无任何禁忌症。

4. 钩端螺旋体疫苗 Leptospira Vaccine

（1）疫苗简介

用于预防钩端螺旋体病。有效成分为灭活的单价或多价钩端螺旋体菌体，我国的钩端螺旋体疫苗仅对重点人群进行钩端螺旋体疫苗应急接种。目前多数国家疫苗尚未上市。

（2）接种对象

流行地区 7 ～ 60 岁的人群。

（3）免疫程序

① 注射 2 针，间隔 7 ～ 10 天。第 1 针注射 0.5ml，第 2 针注射 1.0ml。

② 7 ～ 13 岁剂量减半。7 周岁以下儿童可酌量注射，但不超过成人量之 1/4。

5. 双价肾综合征出血热灭活疫苗 Haemorrhagic Fever with Renal Syndrome Bivalent Vaccine

（1）疫苗简介

有效成分为灭活的 I 型和 II 型肾综合征出血热病毒，用于预防 I 型和 II 型肾综合征出血热。建议前往疫区进行探险、野营或有啮齿动物职业暴露的出国人员接种。目前仅中国研制出预防汉坦病毒的疫苗：双价肾综合征出血热灭活疫苗

（Vero 细胞）、双价肾综合征出血热灭活疫苗（地鼠肾细胞）、双价肾综合征出血热灭活疫苗（沙鼠肾细胞）。

（2）接种对象

肾综合征出血热疫区的居民及进入该地区的人员，主要对象为 16 ～ 60 岁的高危人群。

（3）免疫程序

基础免疫为 2 针，于 0 天（第 1 天）、14 天（第 15 天）各接种 1 剂，基础免疫 1 年后，加强免疫 1 剂，于上臂外侧三角肌肌内注。

（五）预防血液及性接触传染病的疫苗

1. 重组乙型肝炎疫苗 Recombinant Hepatitis B Vaccine

（1）疫苗简介

用于预防乙型肝炎。研究表明，接种乙肝疫苗可以有效地预防乙肝病毒的感染，从而控制人群中乙肝的流行。此外，由于在缺少 HBV 时，不会发生丁型肝炎，因此接种乙肝疫苗也可以预防丁型肝炎。

（2）接种对象

乙型肝炎易感者，尤其是下列人员：

①经常接触血液的医务人员。

②血液透析及接受某些血液制品的患者。

③静脉吸毒者。

④男男性行为者。

⑤ HBV 携带者的家庭接触者。

⑥慢性肝病患者、HIV 感染者、丙型肝炎病毒携带者。

⑦ HBV 暴露者，用于预防 HBV 感染，可以和乙肝免疫球蛋白同时使用。

（3）免疫程序

① 常规免疫：分别于 0、1、6 月连续接种 3 剂。

②加速程序，分别于 0、1、2 月连续接种 3 剂，12 个月时接种第 4 剂。

③ 1 ～ 15 岁人群接种儿童剂量，≥ 16 岁人群接种成人剂量。

（4）接种禁忌

①对本疫苗的某种成分过敏者，已知上次使用本疫苗后发生过敏者。

②患急性疾病、严重慢性疾病、慢性疾病的急性发作期和发热者应推迟接种。

③妊娠期妇女。

④患未控制的癫痫和其他进行性神经系统疾病者。

(5) 接种后保护期

接种后保护期：抗体转阳后16年或更长，周围有乙肝感染者建议3～5年加强一针。

2. 人乳头瘤病毒疫苗

(1) 疫苗简介

目前国内市场主要有：

①双价人乳头瘤病毒吸附疫苗，用于预防HPV16、18型引起的宫颈癌；

②四价人乳头瘤病毒疫苗，用于预防HPV16、18型引起的宫颈癌，还能预防HPV6、11型引发的生殖器疣；

③九价人乳头瘤病毒疫苗，用于预防HPV16、18、31、33、45、52、58型引起的宫颈癌，以及由HPV6、11、16、18、31、33、45、52、58型引起的宫颈上皮内瘤样病变1～3级和宫颈原位腺癌癌前病变或不典型病变。

(2) 双价人乳头瘤病毒吸附疫苗

Human Papillomavirus(Types16、18) Vaccine, Adsorbed

①接种对象

适用于9～45岁的女性。目前尚未

证实本品对已感染疫苗所含 HPV 型别病毒的人群有预防疾病的效果。

②免疫程序

分别于 0、1、6 月各接种 1 剂，共 3 剂，每剂 0.5ml。国外研究数据，第 2 剂可在第 1 剂后 1 ～ 2.5 个月之间接种，第 3 剂可在第 1 剂后 5 ～ 12 个月之间接种。

③接种禁忌

对本品中任一成分严重过敏反应者。

④接种后保护期

目前尚未完全确定本品的保护时长，在临床研究中观察到了首次接种后长达 9.4 年持续保护效力。

（3）四价人乳头瘤病毒疫苗

Recombinant Human Papillomavirus Quadrivalent(Types6、11、16、18)Vaccine

①接种对象

适用于 20 ～ 45 岁女性。国外批准也可用于 9 ～ 19 岁女孩接种。

②免疫程序

推荐于 0、2、6 月各接种 1 剂，共接种 3 剂，每剂 0.5ml。国外研究数据，首剂与第 2 剂的接种间隔至少为 1 个月，而第 2 剂与第 3 剂的接种间隔至少为 3 个月，3 剂应在一年内完成。

③接种禁忌

对疫苗的活性成分或辅有超敏反应者；注射本品后有超敏反应症状者。

④接种后保护期

目前尚未完全确定本品的保护时限，在国外首次接种后的6.7年和7.2年持续的临床研究中可观察到本品长期的保护效力。

（4）九价人乳头瘤病毒疫苗

Recombinant Human Papillomavirus 9-Valent (Types6、11、16、18、31、33、45、52、58)Vaccine

①接种对象

适用于16～26岁女性的预防接种。国际多中心临床试验所提供的免疫原性替代终点数据显示，本品可用于9～15岁女孩接种。

②免疫程序

推荐于0、2、6月的免疫程序接种3剂。临床研究数据，第2剂与首剂的接种间隔至少为1个月，而第3剂与第2剂的接种间隔至少为3个月，3剂在1年内完成。上臂三角肌肌肉注射，剂量0.5ml。尚未确定本品是否需要加强免疫。

③接种禁忌

对疫苗或四价HPV疫苗的活性成

分或辅有超敏反应者；注射本品或四价HPV疫苗后有超敏反应症状者。

④接种后保护期

目前尚未完全确定本品的保护时限，在研究四价HPV疫苗的长期拓展研究中，抗体持久性在接种3剂之后长达5年；对高度宫颈癌病变的保护效力在接种3剂后长达7.6年。

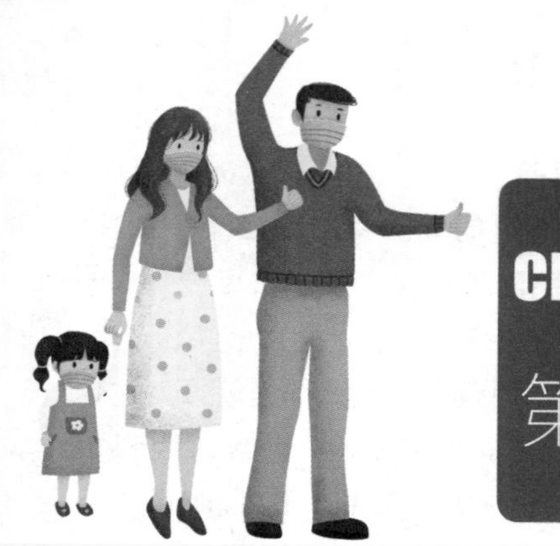

CHAPTER 4

第四章

出国人员个人健康防护建议

一、出国前

1. 了解目的地国家传染病流行状况，增强传染病防治意识，掌握常见传染病的预防措施等。

2. 出国时间长（大于 6 个月），建议出发前做全面健康体检（包含口腔科检查）。体检时，应主动向医生说明个人及家族病史。

3. 提前 4 ～ 8 周咨询海关国际旅行卫生保健中心医生接种相关疫苗，如：黄热病、霍乱、流脑、甲肝等。全国海关国际旅行卫生保健中心联系信息详见附录 2。

4. 前往疟疾等蚊媒传染病流行区，应携带驱蚊剂、蚊帐等防护用品和抗疟疾药物。

5. 可携带抗生素（口服及软膏）、感冒药、退烧药、止泻药、抗过敏药、眼药水等日常用药。如有慢性疾病，带足常用药品（可多带 1 ～ 2 个月用量）并按时服用。

6. 准备个人防护用品：如体温计、口罩、创可贴、碘伏、纱布、医用胶布等。

二、在国外

（一）预防旅行相关传染病

1. 呼吸道传染病防护措施

无论你是在家还是在旅行中，养成良好的卫生习惯，遵循以下预防建议：

（1）勤洗手。经常用肥皂和清洁流水洗手。外出时可用含 60% 酒精的免洗洗手液洗手。避免用未洗过的手接触眼睛、鼻子和口腔黏膜。

（2）咳嗽或打喷嚏时，用纸巾盖住嘴和鼻子，把用过的纸巾扔入垃圾桶。如果没有纸巾，用自己的上衣袖捂住嘴和鼻子，而不是手。

（3）避免与有呼吸道症状的病人密切接触。当周围出现呼吸道疾病患者时，戴好口罩，与其保持距离，不要互相拥抱亲吻或共享餐具、杯具等个人物品。

（4）呼吸道疾病流行期间，停止聚会，不要到人群聚集的场所。外出时正确佩戴防护口罩。

（5）管住嘴，拒绝野味，动物常常是病菌的主要传播源头。

（6）经常开窗通风，保持室内空气新鲜；搞好个人环境卫生，保持室内和周围环境清洁。

（7）养成良好生活习惯，提高自身免疫力，对抗各种疾病。做到：均衡饮食，多喝水；不吸烟、不酗酒；随天气变化增减衣服，避免着凉；劳逸结合，经常锻炼身体，保证睡眠时间。

2. 虫媒传染病防护措施

（1）穿着宽松、浅色的长袖上衣及长裤；如果户外活动，特别是需要在野外长时间作业，环境中蚊虫密度较高时，可以选择杀虫剂（通常为拟除虫菊酯）喷洒过的防蚊虫服装。

（2）在身体裸露部位涂抹含有效成分的驱虫剂，驱虫剂要抹在防晒霜等护肤品的外面。保持皮肤清爽，出汗和水洗后随时补充。

有效驱蚊剂：

避蚊胺（DEET）

柠檬桉叶油(OLE)或柠檬桉醇（PMD）

驱蚊脂（IR3535）

派卡瑞丁(Icaridin)

（3）避免使用有香味的化妆品或护肤品。

（4）保持屋内外的干净卫生、清除居住环境周围的杂草和花盆底碟的积水以消除蚊虫滋生地。

（5）房间应装有纱门、纱窗。天气炎热时使用空调降低室内温度，避免蚊虫叮咬。

（6）睡觉时使用防蚊蚊帐，即经杀虫剂（通常为拟除虫菊酯）浸泡过的蚊帐。选择双层网眼较密蚊帐，尾部掖好卷到床垫下。

（7）经过有蜱林区、草地时，应疾步快行，尽量不逗留，需要休息时，不要躺卧在草地上，不要将脱下的衣服随意地放在草地上或挂在树枝上。

（8）发现被蜱虫叮咬，如果条件允许，最好的方法是就医处理，一些错误的移除方法，如强行拔除或捏碎，或用火烧、烟熏等，会使受到刺激的蜱虫越发往体内钻，并加大剂量地释放唾液，拔除不当还会让蜱虫的口器残留在皮肤里，增加感染疾病的机会。但在野外或在其他条件不允许的情况下，需要自己拔除时，就要注意正确的移除方法（见示意图）。

蜱虫移除步骤：

①准备一个干净的尖头镊子取出蜱虫；

②在尽量贴近皮肤的地方夹紧蜱虫整

个头部（不要夹在蜱虫头部与腹部之间，此处容易断裂）；

③慢慢地向着与皮肤垂直的方向往上拔除；

④不要用猛力、不要扭曲弯折，以免让口器残留在皮肤里，或者刺激蜱虫分泌唾液；

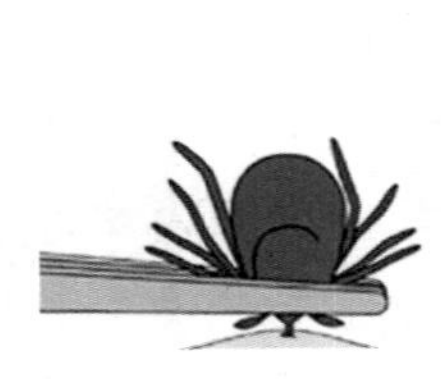
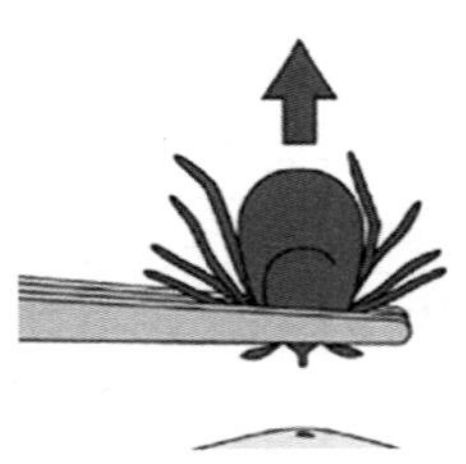

拔出蜱虫示意图

⑤将蜱虫移除后，要用消毒酒精、碘伏或者肥皂水彻底清洗叮咬部位并洗手。

3. 消化道疾病预防要点：

（1）切记“病从口入”，遵循“洗净、烧熟、煮熟、去皮”原则，不食用变质、发霉食物。

①可以吃：

喝开水。通常水煮沸 1 分钟即可，海拔高的地区煮沸时间可延长至 3 分钟达到有效消毒。刷牙时也要使用干净的水。

● 带皮瓜果，洗净后自己亲自用干净

的刀削皮吃；

● 肉类、海鲜等食物充分烹熟吃；

● 吃蛋黄完全凝固的蛋；

● 贮存或加工食品时，生熟分开。

②不能吃：

● 不可食用室温存放≥ 2 小时，未再次加热的食物或变质的食物；

● 不吃生菜沙拉或凉拌菜；

● 不吃未经巴氏消毒的鲜奶及其制成的食物或饮料；

● 不吃街边小贩的食物，例如：街边贩卖的鲜榨果汁可能并没有清洗就进行榨取，还可能兑入了自来水；

● 挑选卫生条件好的饭店就餐；

● 在外就餐不在饮料或饮用水中加冰，因为冰可能是由自来水制成的；不吃餐桌上久放的调料；

● 卫生条件较差、水处理不佳的场所，即使在淋浴或进行游泳、划水等娱乐活动中也要避免吞入或吸入受污染的水；

● 不吃野味（如猴子、蝙蝠或其他野生动物）。

（2）勤洗手。尤其是在饭前便后勤用洁净且流动的水洗手，常剪指甲，保持手卫生。外出活动时可用酒精含量≥ 60%

免洗洗手液清洁双手。

（3）不与他人共享餐具、杯具等个人物品。

4. 与动物有关疾病的防护措施

（1）不要触碰、逗玩、喂食任何不熟悉的动物，包括野生动物和宠物。

（2）不接触动物的血液、体液、粪便以及被这些污染的物品。

（3）拒绝野味，不吃不熟的肉类。

（4）不食用或饮用怀疑被动物的粪便或尿液污染的任何饮食。

（5）经常正确洗手保持手部卫生，不用未洗净的手接触眼睛、鼻子和嘴。

（6）需要接触动物时要做好防护，穿防护服、防护鞋，戴手套等。接触后，及时清洗，酒精消毒。

（7）工作、居住区灭鼠和整治环境，降低鼠密度。

（8）被狗、蝙蝠等动物咬伤后应妥善处理并尽快接种狂犬病疫苗。

（9）被狗抓伤或咬伤后正确处理：

①伤口处理

最好就医处理。如果条件不允许，也要自己尽早处理：用肥皂水或清水充分冲洗伤口至少 15 分钟，若伤口较深，则需将注射器深入伤口内进行灌注清洗，尽可能去除动物的唾液。彻底冲洗后用2%～3%碘伏或75%酒精涂擦伤口。如果是穿通伤，可在消毒伤口冲洗后，用5%碘酊反复烧灼伤口。除非伤及大血管需紧急止血，即使伤口又深又大也不需要缝合和包扎。

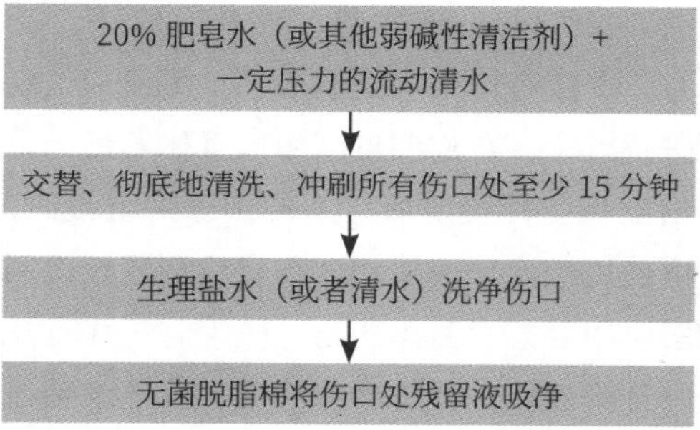

20%肥皂水（或其他弱碱性清洁剂）+
一定压力的流动清水

↓

交替、彻底地清洗、冲刷所有伤口处至少15分钟

↓

生理盐水（或者清水）洗净伤口

↓

无菌脱脂棉将伤口处残留液吸净

伤口冲洗步骤

②尽快就医，接种狂犬病疫苗、破伤风疫苗。

5. 医源性及性传染病防护措施

（1）不要共享针头等损伤皮肤的器具，包括文身针头、穿刺针和针灸针。

（2）拒绝吸毒，远离毒品。

（3）到正规医疗机构接受医疗护理、口腔保健、献血或输血，确保相关器械已消毒。

（4）洁身自好，杜绝不洁性行为，正确使用安全套。

（二）其他注意事项

1. 在热带、亚热带地区不要碰触自己不熟悉的动植物，如：水母、珊瑚礁、蜘蛛、蝎子、蛇等。

2. 个人出现发热、疼痛、腹泻、乏力、皮疹等传染病疑似症状，尽快到正规医院就诊。在疟疾疫区如果身体不适、发热应高度怀疑疟疾，不能到医院就诊时，可使用疟疾快速检测试剂盒检测或按说明书服用复方青蒿素药物。腹泻时要注意及时补充液体，伴有严重呕吐、发热、粘血便等症状要立即医院诊治。

3. 关注前往国家社会治安状况，夜晚不独自出门，不要在偏僻地区开车，以免遭遇抢劫或交通事故。

4. 国外道路设施、交通规则、路标、指示牌等很可能与我们国家不同，到达后须先熟悉当地交通规则再自行驾车。

5. 长期国外居住要了解当地的风俗习惯，有无语言禁忌、动作禁忌和食物禁忌等。

三、回国后

1. 国外疫情爆发时，如在入境前出现不适，应尽早就医暂缓入境；从疫区归国应自觉居家隔离至潜伏期满，如：从埃博拉病毒病流行区回来需居家隔离21天，并自我监测体温。

2. 入境时有发热等不适症状，应立即主动向海关卫生检疫机关申报，并配合入境卫生检疫工作。

3. 回国后短期内即使身体无恙也不能掉以轻心，有的疾病潜伏期较长，如：少数疟疾病人的潜伏期可长达数月。尤其从热带或亚热带地区回来，出现身体不适，如：发热、咳嗽、呕吐或腹泻、皮疹等疑似症状，应及时到医院就诊，并向医生如实说明境外旅行史等情况（从疟疾疫区归来发热时，应首先排除疟疾的可能性）。

附录 1：

有黄热病传播风险[1]的国家[2]和有黄热病疫苗接种要求的国家

本清单数据源自世界卫生组织，截至 2020 年 7 月 1 日。仅包括世卫组织确定存在黄热病传播风险的国家或地区和 / 或对旅行者有国家要求的国家或地区。

国家	有黄热病传播风险的国家	国家对旅行者有黄热病疫苗接种要求3:	
		来自黄热病传播风险国家的旅行者（旅行者年龄）	所有国家旅行者（旅行者年龄）
阿尔巴尼亚		是（≥1岁）	
阿尔及利亚		是[4]（≥9月）	
安哥拉	是		是（≥9月）
安提瓜和巴布达		是（≥1岁）	
阿根廷（Misiones和Corrientes省）	是[5]		
阿鲁巴		是[4]（≥9月）	
澳大利亚		是[4]（≥1岁）	
巴哈马		是[4]（≥1岁）	
巴林		是[4]（≥9月）	
孟加拉国		是[6]（≥1岁）	
巴巴多斯		是[6]（≥1岁）	

续表

国家	有黄热病传播风险的国家	国家对旅行者有黄热病疫苗接种要求3:	
		来自黄热病传播风险国家的旅行者（旅行者年龄）	所有国家旅行者（旅行者年龄）
伯利兹		是（≥6月）	
贝宁	是		是（≥9月）
玻利维亚	是[5]	是（≥1岁）	
博内尔岛		是[4]（≥9月）	
博茨瓦纳		是[6]（≥1岁）	
巴西	是[5]		
文莱		是[4]（≥9月）	
布基纳法索	是		是（≥9月）
布隆迪	是		是（≥9月）
佛得角		是（≥1岁）	
柬埔寨		是[4]（≥1岁）	

续表

国家	有黄热病传播风险的国家	国家对旅行者有黄热病疫苗接种要求 3:	
		来自黄热病传播风险国家的旅行者（旅行者年龄）	所有国家旅行者（旅行者年龄）
喀麦隆	是		是（≥1岁）
中非共和国	是		是（≥9月）
乍得	是[5]		是[4]（≥9月）
中国		是[6]（≥9月）	
圣诞岛		是[4]（≥1岁）	
哥伦比亚	是[5]	是[4]（≥1岁）	
刚果	是		是（≥9月）
哥斯达黎加		是（≥9月）	
科特迪瓦	是		是（≥9月）
古巴		是[4]（≥9月）	
库拉索		是[4]（≥9月）	

续表

国家	有黄热病传播风险的国家	国家对旅行者有黄热病疫苗接种要求 3:	
		来自黄热病传播风险国家的旅行者（旅行者年龄）	所有国家旅行者（旅行者年龄）
韩国		是（≥1岁）	
刚果民主共和国	是		是（≥9月）
多米尼克		是[4]（≥1岁）	
多米尼加共和国		是[4]（≥1岁）	
厄瓜多尔	是[5]	是[4]（≥1岁）	
埃及		是[4]（≥9月）	
萨尔瓦多		是[4]（≥1岁）	
赤道几内亚	是	是（≥9月）	
厄立特里亚		是（≥9月）	
史瓦帝尼		是[6]（≥9月）	
埃塞俄比亚	是[5]	是[4]（≥9月）	

续表

国家	有黄热病传播风险的国家	国家对旅行者有黄热病疫苗接种要求 3:	
		来自黄热病传播风险国家的旅行者（旅行者年龄）	所有国家旅行者（旅行者年龄）
斐济		是[4]（≥1岁）	
法属圭亚那	是		是（≥1岁）
法属波利尼西亚		是[4]（≥1岁）	
加蓬	是		是（≥1岁）
冈比亚	是	是[4]（≥9月）	
加纳	是		是（≥9月）
格林纳达		是[4]（≥1岁）	
瓜德罗普		是[4]（≥1岁）	
危地马拉		是[4]（≥1岁）	
几内亚	是	是（≥9月）	
几内亚比绍	是		是（≥1岁）

续表

国家	有黄热病传播风险的国家	国家对旅行者有黄热病疫苗接种要求3:	
		来自黄热病传播风险国家的旅行者(旅行者年龄)	所有国家旅行者(旅行者年龄)
圭亚那	是	是[6](≥1岁)	
海地		是(≥1岁)	
洪都拉斯		是(≥1岁)	
印度		是[6](≥9月)	
印度尼西亚		是(≥9月)	
伊朗		是[4](≥9月)	
伊拉克		是[4](≥9月)	
牙买加		是[4](≥1岁)	
约旦		是[4](≥1岁)	
哈萨克斯坦		是[6]	
肯尼亚	是[5]	是(≥1岁)	

续表

国家	有黄热病传播风险的国家	国家对旅行者有黄热病疫苗接种要求 3:	
		来自黄热病传播风险国家的旅行者（旅行者年龄）	所有国家旅行者（旅行者年龄）
利比里亚	是	是(≥9月)	
利比亚		是(≥1岁)	
马达加斯加		是[4](≥9月)	
马拉维		是[4](≥1岁)	
马来西亚		是[4](≥1岁)	
马尔代夫		是[4](≥9月)	
马里	是[5]		是(≥9月)
马耳他		是[4](≥9月)	
马提尼克		是[4](≥1岁)	
毛里塔尼亚	是[5]	是(≥1岁)	
马约特岛		是[4](≥1岁)	

续表

国家	有黄热病传播风险的国家	国家对旅行者有黄热病疫苗接种要求 3:	
		来自黄热病传播风险国家的旅行者（旅行者年龄）	所有国家旅行者（旅行者年龄）
蒙特色拉特		是[6]（≥1岁）	
莫桑比克		是[4]（≥9月）	
缅甸		是[4]（≥1岁）	
纳米比亚		是[4]（≥9月）	
尼泊尔		是[4]（≥9月）	
新喀里多尼亚		是[4]（≥1岁）	
尼加拉瓜		是（≥1岁）	
尼日尔	是[5]		是（≥9月）
尼日利亚	是		是（≥9月）
纽埃		是（≥9月）	
阿曼		是[4]（≥9月）	

续表

国家	有黄热病传播风险的国家	国家对旅行者有黄热病疫苗接种要求 3:	
		来自黄热病传播风险国家的旅行者（旅行者年龄）	所有国家旅行者（旅行者年龄）
巴基斯坦		是（≥1 岁）	
巴拿马	是[5]	是（≥1 岁）	
巴布亚新几内亚		是[6]（≥1 岁）	
巴拉圭	是[5]	是（≥1 岁）	
秘鲁	是[5]		
菲律宾		是[4]（≥1 岁）	
皮特凯恩群岛		是（≥1 岁）	
卢旺达		是（≥1 岁）	
圣巴特尔米		是[4]（≥1 岁）	
圣赫勒拿		是（≥1 岁）	
圣基茨和尼维斯		是（≥1 岁）	

续表

国家	有黄热病传播风险的国家	国家对旅行者有黄热病疫苗接种要求 3:	
		来自黄热病传播风险国家的旅行者(旅行者年龄)	所有国家旅行者(旅行者年龄)
圣卢西亚		是(≥9月)	
圣马丁		是[4](≥1岁)	
圣文森特和格林纳丁斯		是(≥1岁)	
萨摩亚		是[4](≥1岁)	
圣多美和普林西比		是[6](≥1岁)	
沙特阿拉伯		是[4](≥1岁)	
塞内加尔	是	是[6](≥9月)	
塞舌尔		是[6](≥1岁)	
塞拉利昂	是		是
新加坡		是[4](≥1岁)	
圣尤斯特歇斯		是(≥6月)	

续表

国家	有黄热病传播风险的国家	国家对旅行者有黄热病疫苗接种要求 3:	
		来自黄热病传播风险国家的旅行者（旅行者年龄）	所有国家旅行者（旅行者年龄）
圣马丁		是（≥9月）	
所罗门群岛		是（≥9月）	
索马里		是[4]（≥9月）	
南非		是[4]（≥1岁）	
南苏丹	是		是（≥9月）
斯里兰卡		是[4]（≥9月）	
苏丹	是[5]	是[4]（≥1岁）	
苏里南	是	是[4]（≥1岁）	
泰国		是[4]（≥9月）	
多哥	是		是（≥9月）
特立尼达和多巴哥（特立尼达岛）	是[5]	是[4]（≥1岁）	

续表

国家	有黄热病传播风险的国家	国家对旅行者有黄热病疫苗接种要求 3:	
		来自黄热病传播风险国家的旅行者（旅行者年龄）	所有国家旅行者（旅行者年龄）
乌干达	是		是（≥1岁）
阿拉伯联合酋长国		是[4]（≥9月）	
坦桑尼亚		是[4]（≥1岁）	
委内瑞拉	是[5]	是[4],（≥1岁）	
瓦利斯群岛和富图纳群岛		是[4]（≥1岁）	
赞比亚		是[4]（≥1岁）	
津巴布韦		是[4]（≥9月）	

1　黄热病传播风险的定义是：目前报告或过去曾报告黄热病，以及可能存在感染和传播风险的病媒和动物宿主。
2　本书中，“国家”是指国家、领土和地区。
3　国家要求可随时更改。对旅行者来说，通过向相关领事馆或大使馆查询，确保了解旅行目的地的要求很重要。
4　包括对经机场过境超过 12 小时有黄热病传播风险的国家的旅行者的黄热病疫苗接种要求。
5　黄热病传播的风险仅在该国部分地区存在。
6　包括对经有黄热病传播风险国家机场过境的旅行者的黄热病疫苗接种要求。

附录 2:

全国海关国际旅行卫生保健中心联系信息

城市	中心名称	联系信息
北京	海关总署（北京）国际旅行卫生保健中心	北京市东城区和平里北街 20 号 010-64274239、58648801
天津	天津国际旅行卫生保健中心	天津市塘沽区新港二路 2-1126 号 022-66706315、66706317

续表

城市	中心名称	联系信息
石家庄	河北国际旅行卫生保健中心	石家庄市红旗大街 409-1 号 0311-67568666、87043590
太原	山西国际旅行卫生保健中心	山西省太原市晋源区谱园路 1 号 0351-7054945
呼和浩特	呼和浩特国际旅行卫生保健中心	内蒙古呼和浩特市赛罕区昭乌达路 68 号 0471-4344217
满洲里	满洲里国际旅行卫生保健中心	满洲里市东二道街 29 号 0470-6260991
大连	大连国际旅行卫生保健中心	辽宁省大连市中山区长江东路 60 号 0411-87954974
沈阳	沈阳国际旅行卫生保健中心	沈阳市沈河区大南街 433 号 024-24192122、24192108
长春	吉林国际旅行保健中心	吉林省长春市绿园区皓月大路 902 0431-87607516

续表

城市	中心名称	联系信息
哈尔滨	黑龙江国际旅行卫生保健中心	黑龙江省哈尔滨市赣水路 9 号 0451-82340039、82337613
上海	上海国际旅行卫生保健中心	上海市长宁区金浜路 15 号 021-62688851
南京	江苏国际旅行卫生保健中心	南京市建邺区创智路 39 号 025-52345700、52345706
杭州	浙江国际旅行卫生保健中心	杭州市西湖区文三路 2 号 0571-87852410
宁波	宁波国际旅行卫生保健中心	浙江省宁波市海曙区柳汀街 336 号 0574-87163322、87153322
合肥	安徽国际旅行卫生保健中心	安徽省合肥市芜湖路 367 号 0551-62856539
福州	福州国际旅行卫生保健中心	福州市鼓楼区东街 131 号 0591-87065683

续表

城市	中心名称	联系信息
厦门	厦门国际旅行卫生保健中心	厦门市湖里区金鼎路 31 号 0592-5675918
南昌	江西国际旅行卫生保健中心	江西省南昌市青山湖区洪都中大道 145 号 079188326317
青岛	青岛国际旅行卫生保健中心	青岛市市南区福州南路 85 号 0532-80887797
济南	济南国际旅行卫生保健中心	山东省济南市历下区文化东路 62 号 0531-82969042
郑州	河南国际旅行卫生保健中心	河南省郑州市金水路 93 号 0371-55196601、55196602、55196603
武汉	湖北国际旅行卫生保健中心	湖北省武汉市洪山区珞狮南路 453 号 027-87384283
长沙	湖南国际旅行卫生保健中心	湖南省长沙市人民东路二段 199 号 0731-86869403、86869431、86868341

续表

城市	中心名称	联系信息
广州	广州国际旅行卫生保健中心	广东省广州市天河区龙口西路 207 号 020-87537322
深圳	深圳国际旅行卫生保健中心	广东省深圳市福田区皇岗口岸生活区 1 号综合楼 0755-83774013(体检）、83774007(接种)
珠海	珠海国际旅行卫生保健中心	广东省珠海市拱北侨光路 133 号 0756-3966138、3966136
汕头	汕头国际旅行卫生保健中心	广东省汕头市龙湖区丹霞庄东区 1 栋 0754-88548004
东莞	东莞国际旅行卫生保健中心	广东省东莞市南城区建设路 9 号 0769-22413447
江门	江门国际旅行卫生保健中心	江门市北新区发展大道 232 号 0750-3363878
湛江	湛江国际旅行卫生保健中心	湛江市霞山区椹川大道南 2 号 0759-2211144、2229974

续表

城市	中心名称	联系信息
南宁	广西国际旅行卫生保健中心	广西南宁市竹溪大道 24 号 0771-5315345
海口	海南国际旅行卫生保健中心	海口市滨海太道 175 号 0898-68651113
重庆	重庆国际旅行卫生保健中心	重庆市渝北区红石路 185 号 023-86883388（体检）、86883302(接种)
成都	四川国际旅行卫生保健中心	成都市武侯区桐梓林北路 1 号 028-85158859
贵阳	贵州国际旅行卫生保健中心	贵阳市观山湖区黔灵山路 268 号 0851-82277124、82277125
昆明	云南国际旅行卫生保健中心	昆明市西山区广福路 359 号 0871-67161994
拉萨	西藏国际旅行卫生保健中心	西藏自治区拉萨市城关区鲁定南路 16 号 咨询电话：0891-6283596

续表

城市	中心名称	联系信息
西安	陕西国际旅行卫生保健中心	西安市碑林区含光北路 10 号 029-85407051
兰州	甘肃国际旅行卫生保健中心	甘肃省兰州市城关区嘉峪关东路 387 号 0931-8658120、8660992
西宁	青海国际旅行卫生保健中心	青海省西宁市城中区礼让街 23 号 0971-8222570
银川	宁夏国际旅行卫生保健中心	宁夏回族自治区银川市金凤区雪绒巷 71 号 0951-3806136、3806137
乌鲁木齐	新疆国际旅行卫生保健中心	乌鲁木齐市水磨沟区南湖北路 116 号 0991-3334544